がんが食事で消えた！

代替療法否定論者の私を変えたがん患者への取材記録

中大輔
Daisuke Naka

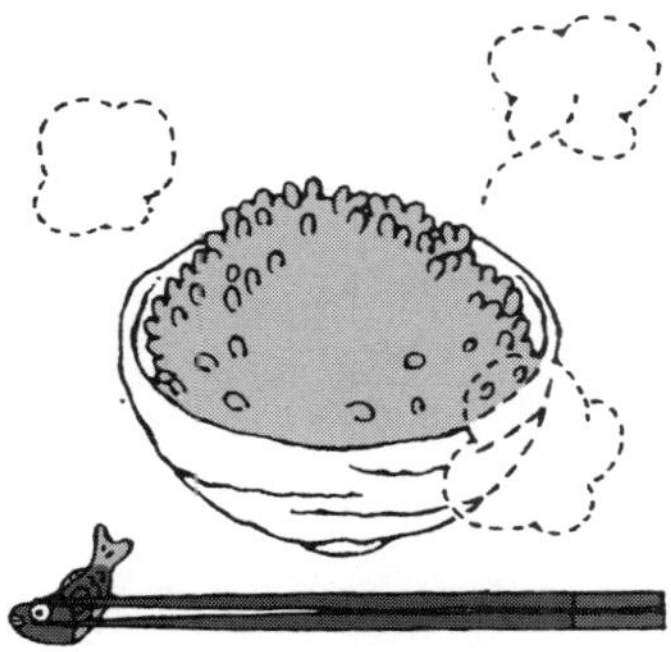

YUSABUL

目次

第二章　抗がん剤を捨てて真柄療法を選んだ人たち

まえがき
～なぜ私ががんの代替療法を取材しようと思ったのか～

平成の終わりは私の好きな俳優が立て続けに逝ってしまった。平成29年3月に渡瀬恒彦さん、6月には野際陽子さん、平成30年9月には樹木希林さん。出演しているだけで安心感と期待感を抱かせてくれた名優たち。御三方の命を奪ったのは、がんだった。

野際さんが亡くなられた6月には、フリーアナウンサー・小林麻央さんの訃報もあった。特にファンというわけでもなかったが、34歳という早すぎる死に胸が痛んだ。

メディアは連日、人気者だった麻央さんの死に関する報道を続けた。中でも私のアンテナに引っかかったのは〝代替療法〟というキーワードだった。標準治療を拒否して代替療法に頼ったがため命を縮めた、といった論調の記事が目立ったのだ。

スポーツ新聞や週刊誌など、事実をスキャンダラスに誇張するメディアを鵜呑みにしてはいないが、それにしても目立った。ネット記事によれば麻央さんは代替療法を実践していたという。高温の水素風呂に浸かるとがん細胞が消える、という『水素温熱免疫療法』や、赤ちゃんのへその緒の中に含まれる『臍帯血』を用いたがん治療を行うクリニックにかかっていたらしい。

そしてこのクリニックの院長は、厚生省への届け出なしに臍帯血移植を実施していたため逮捕されたという。

真偽のほどはわからないが、本当だとすれば眉をひそめたくなる話だ。代替療法によって麻央さんが命を縮めたかどうかを証明することは誰にも出来ないし、もしかしたらこのクリニックの治療法によって症状が改善した患者もいるのかもしれない。メディアの誘導的な煽り記事を盲目的に信じてはいけない。しかし違法行為に手を染めてしまうのは言語道断だ。仮に治療実績があったとしても、法を犯して逮捕されたとあってはすべてが無になる。何の説得力もなくなる。

第一私は、代替療法というものに対してただでさえ良いイメージがない。がん闘病で身も心も弱り果てた患者にエビデンスに乏しい機器やサプリを振りかざして、大金を巻き上げているイメージだ。プラシーボ効果も含めて患者の容体が好転するならば、救いはある。偽物だろうが何だろうが、患者は治癒を何より望んでいるのだから。しかし、大金を巻き上げた挙句に何の効果もなかったとか、標準治療から遠ざかったことによって命を縮めるだけだとすれば、これはもう犯罪ではないか。

もしも日頃から何の効果も期待出来ないことを知った上で、あるいは何のエビデンスも自信も信念もなく、様々な〝それらしい治療〟で悪銭を稼いでいたとしたら、人でなしだ。自分ががんになって、治りもしない治療法を実践すればいい。火事場泥棒と同じで、弱っている人に付け込むことは、あらゆる罪の中でも最も重いものだ。しかも命の現場である医療の分野においては、絶対にあってはならない。

こうした残念なニュースが続いていた頃、旧知の編集者から食事に誘われた。しばらく会わないうちに某出版社を退社し、自ら小さな出版社を立ち上げ、医療系の書籍を出版していた。

食事の席での話題は、医療系を手がける編集者らしく、昨今の有名人の〝がん死〟に及んだ。そして本題に入るとして、食事療法を軸にした治療によってがんを治していることで有名な代替療法の医師を取材してみないかと提案してきたのだ。

私はフリーのノンフィクションライターだが、がんや代替療法については全然知らない。医療系の取材をしたことがないわけではないが、仕事の半分以上がスポーツ系の書籍や記事。門外漢もいいところだ。医療ジャーナリストや医学系に強いライターに依頼すべき、と一度は固辞した。命に係わる記事を畑違いの私が書くわけにはいかないし、そもそも知識がないのだから書けないだろう。しかし編集者は、専門家ではない〝素人〟に、事実をありのままに、真実を感じたままに書いてほしいのだという。

素人が書くことの意義は、先入観が少なく、医療界における人間関係のしがらみがないことだろう。バイアスのかからない記事を書くことが出来るのは確かだ。特定の大学病院や製薬会社とズブズブの医療ジャーナリストが書く提灯記事にはならない。とはいえ、専門知識のない私なんかが命に関する記事を書いて大丈夫だろうか。この危惧は、こうしてこの原稿を書いている最中でもある。おそらく本が出版されてからもぬぐえない不安だろう。

一方で、書きたいという思いも正直あった。麻央さんの報道をネット記事やスポーツ新聞で聞きかじっただけの素人の私だが、がん及び代替療法に関して以前から興味はあったのだ。

私は親兄弟をはじめ親族にがん患者もいなければ、がんで亡くなった先祖も少なくとも三代ほど遡ってもいない。幸いにもがんとは無縁の生活を送ってきた。ただ、がんで亡くなった知り合いは何人もいる。最期はみな抗がん剤の副作用なのか、ガリガリに痩せて小さくなって亡くなっていった。

そして私の周囲には医師、薬剤師、看護師といった医療従事者の知り合いが結構いる。そのうちの1人は消化器科勤務の看護師で、日々胃がんや肝臓がんの患者に接している。数年前に雑談の中で、彼女にがんについてあれこれ質問したことがあった。こんな内容だったと記憶している。

「抗がん剤って効くの？」

「効く場合もあるけど、ほとんどの場合は効かないね」

「えー！　マジで？……」

私は絶句した。一呼吸おいて続けた。

「ほとんど効かないって……でも副作用はひどいんでしょ？」

「みんな弱っちゃう。副作用で衰弱死しちゃうんだよね」

他人事のような言い方に聞こえて、少し怒りを覚えた。彼女にぶつけても仕方ないのだが。

「なんだよ、それ。ひどいな」

「私に怒らないでよ」

怒りをぶつけるような物言いになってしまったことを、今では反省している。彼女も仕事だ。1人1人の患者に身内のような感情を抱き続けていては身が持たないだろう。冷静と情熱の間で着実にこなさなければいけない職種なのだ。

「じゃあ、がんになったらどうすりゃいいわけ？　抗がん剤効かないわ、副作用で弱っちゃうわ、どうすりゃいいの？」

「ねー、どうしたらいいんだろうね」

「いやいや、こっちが聞いているんだよ」

「だってしょうがないじゃん。どうしようもないもん」

彼女のテンションが落ちるのがわかり、私の感情は怒りから切なさへ、無力感を覚えながらも命の現場で懸命に働く、彼女への畏敬と同情に変わった。質問の矛先を変えた。

「自分が、がんになったらどうするの？　抗がん剤やるの？」

「……わかんない。やらないかも」

「ＱＯＬをとる、ってこと？」

QOL＝Quality of life（クオリティ オブ ライフ）は、生活の質、生命の質の意。人生や生活における満足度や充実度を指す。治療効果に期待し、大きな副作用を伴う可能性のある治療をとるか。治療効果が望めないとしても、副作用が少なく体に優しい治療か。QOLを重視するがん患者は後者を選ぶ場合が多い。

「まぁ、その時になってみないとわからないけどね。でも抗がん剤は抵抗あるなぁ。毎日患者さんみてるけど悲惨だもん。治るならまだしも、治らない挙句に苦しんで衰弱しちゃうのは辛すぎるよ。だったらQOLをとるよね」

私はこの時の会話をよく覚えているのだ。医療現場のプロが「抗がん剤は効かない」と明言したことが衝撃的だったし、「副作用で衰弱死しちゃう」という現実もショックだった。極めつけは「どうしようもない」というため息だった。

クローンだIPSだと、医療の研究は神の領域に足を踏み入れようとしているにも関わらず、なぜ人類はまだがんを克服出来ないでいるのか。現場のプロがあきらめてしまっているならば、もう患者にはどうすることも出来ない。2010年代の医学、つまり標準治療（手術、抗がん剤、放射線）の限界ということだろう。代替療法とは読んで字の如く、標準治療の〝代替〟案的な治療を意味する。標準治療が頭打ちなら、そこで治らないと診断された患者は代替療法に賭けるしかなくなるわけだが、芳しい話は聞いたことがない。私のようながんとは無縁の一般市民の耳に入ってくるのは、先の逮捕された医師のような話や、驚くほど高額な医療費の割に成果が聞こえてこないものばかりで、はっきり言って胡散くさい。

その前に、代替療法とは何なのか？　どんな種類のものがあるのかを私はそもそも詳しく知らない。もしも本当に代替療法が麻央さんの命を縮めてしまったとしたなら、麻央さんだけではなく、現在進行形で代替療法にすがる患者さんたちはどうなっているのか？　全く未知の領域に物書きの本能がうずいた。

また私なりの正義感も湧き起こった。もしも私が抱く悪いイメージそのままに、取材対象者となる医師が、がん患者の弱みに付け込んで大金を巻き上げる悪魔だとすれば、取材は中止して執筆もやめればいい。それこそ代わりのライターには〝代替療法寄り〟の医療ジャーナリストを立てたほうがスムーズだろう。降板した私はどうするか。業界ルールは犯すが、掴んだネタを知り合いの週刊誌の記者にリークしてもいい。何らかの圧力がかかったり、ニュースソースとして弱いなどの理由で記事化されなかった場合は、ＳＮＳを駆使してネットで世界中にばら撒いてもいい。人の弱みに付け込む最低野郎だとすれば、社会的な制裁を受けなくてはならないのだ。

私は取材することを決意した。患者のために真摯に取り組み、一定以上の結果を出している代替療法だとすれば、それは素晴らしいことだ。世の中に、選択肢のひとつを提案できる機会になる。逆に偽物だったとしたら、その悪事を暴けばいい。逮捕にまで至らないとしても、悪評が出回ることで、そんな病院も医師も潰れてしまえばいい。だまされる患者さんを減らすこともまた、社会貢献のひとつになる。どちらにせよ、書く意義はあると思ったのだ。

私は取材を開始するにあたり、以下の3点に留意した。

- 治療法の内容は科学的か？　エビデンスに基づいた医学の一手法と認められるものか？
- 診療費は良心的なのか、搾取的か？
- 病院側が謳う治療実績を鵜呑みにせず、実際に治療を受けた患者さんに直接取材を試みて裏付けをとる。

2017年9月。取材を開始した。なお本書は〝まえがき〟と〝あとがき〟とで挟む形で、二章立てとした。取材対象はがんの食事療法で有名な『素問八王子クリニック』の真柄俊一院長とそこに通う患者さん方。第一章は真柄院長への取材内容。第二章は患者さん方への取材内容である。

本書は第二章に重きを置いた。医師の説明や主張よりも、患者さんの実体験、素直な声、そして体調こそがすべてを物語るからだ。医師の理論、治療法が正しいかどうかは、患者さんが治っているかどうかで決まる。結果がすべて。シビアに行きたい。

装幀　米谷テツヤ
本文デザイン　白根美和
カバーイラスト　武内未英

第一章

真柄療法とは何か

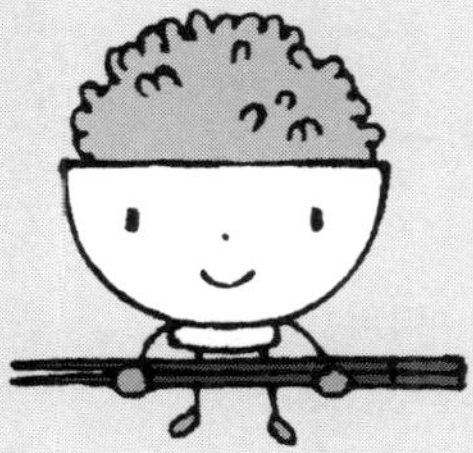

◉八王子の医師

取材対象となる真柄俊一医師とはどんな人物なのか？　取材を始める前に調べてみた。

八王子にある『素問八王子クリニック』というがん治療クリニックの院長。がん代替療法の医師として有名であり、過去に6冊もの著書を出版している。すべて取り寄せて目を通してみた結果、把握できたことを箇条書きにしてみる。

- 1939年（昭和14年）生まれ。2018年現在で79歳。
- 1964年（昭和39年）に新潟大学医学部を卒業し、産婦人科医、第一生命医事研究室勤務を経て、2003年（平成15年）に当クリニックを開院。
- 真柄療法……食事療法、刺絡療法（鍼治療の一種）、メンタルケアの三本柱。
- 抗がん剤治療と放射線治療には反対の立場。手術はすべき、という方針。
- 自身の治療によって再発率を驚異的に低下させている、という主張。

以上のことを把握したうえで、私は密かに、自分が〝がん患者〟であるという設定で取材に臨むことを決めた。自分の体の中にがんがある。どうにか治したい。そう思えばこそ聞きたいことを聞くのだし、疑いもかけるし、何より真剣味を帯びるからだ。ある時は肝臓がんのステージⅡの患者として。ある時は胃がんの手術後に再発防止のために訪れた患者として。ある時は肺がんの末期患者として。あるいはがん患者の夫、父親、兄といった家族の設定も交える。恋人や親友という設定もあっていい。自分にとって大切な人が、がんになったら。様々な立場から質問を投げかけるつもりだ。

前置きが長くなった。本編に入る。以下は真柄医師とその患者さんに対して1年間にわたって行った取材内容である。

2017年9月13日。休診日にあたる水曜日。クリニックを訪れた。JR八王子駅、京王八王子駅、いずれからも徒歩5分弱。小ぎれいな雑居ビルの7階だ。

真柄医師に相対した。初対面にも関わらず、初対面だからこそなのか、眼光が鋭く、気難しそうな雰囲気を漂わせていた。

ひるんではいけない。私は取材開始にあたり「くれぐれも」とお願いした。私を取材者ではなく、がん患者もしくはその家族だと思って、出来る限りわかりやすく話してほしいと。

私は臆病だ。そして病院と歯医者がとことん嫌いだ。一生かかわりたくない。そんな私ががんにかかったりしたら、精神的に全く余裕がなくなるであろうことは容易に想像がつく。そんな状態でもし私が受診した時に医学的な専門用語を連発されたり、壮大な医学史を紐解かれたり、細かい数字や詳細なグラフが頻出しても、おそらく理解が追い付かない。エビデンスは示してもらうが、それについての延々とした説明はいらない。がんに侵された心身には何が良くて何が悪いのか。具体的にはどうすればいいのか？　知りたいのはこの2点だ。なぜ良いなぜ悪い、という「なぜ」に関しては出来るだけ平易に説明してもらいたい。そう願い出た。

そのうえで、疑問や矛盾を感じたら突っ込む。そしてすべてのやりとりを録音する。本物か偽物か。がん患者として、がん患者を身近に持つ者として見極める。治療を受けてみようと思うか、だまされてたまるかと去るか。

がん専門医としてのキャリアは15年目。これまで３５００人前後のがん患者を診てきたという。ざっと計算すると年間２３０人ペース。大学病院や大型の施設と比べてはいけないが、個人クリニックとしても少ない気がするが？

「代替療法といっても、様々なものが存在します。残念ながら詐欺まがいのものも多い。被害報道や噂が広まると、そういうものと一緒にされてしまい、患者さんが激しく増減してきました。風評被害も甚だしい。悔しいですよ！」

真柄医師は怒りを隠さなかった。

「これは恥ずかしい話なんですが……他は何を書いてもらってもいいが、これは書かないでいただきたいんだが……うちはあまり儲かっていませんよ。スタッフへの支払いが精いっぱい。私自身は赤字なんです」

私は真柄医師との約束を破り、こうして書いた。第二章で詳しく触れるが、取材した患者さんたちは誰もが口を揃えて「真柄先生のところは安い。助かっている」と証言した。標準治療を経て、様々な代替療法を試したことのある患者さんも「圧倒的に安くて、一番効果があった」と断言していた。真柄療法が臨床的かつ理論的に正しいかどうかは、このあと検証していくとして、真柄医師は少なくとも金の亡者ではなさそうだ。代替療法に巣食う、法外な診療費を巻き上げる詐欺〝医〟師たちとは違う種類の人間だということは、のちに行った患者さん方への取材で証明された。

「私は正しいことを良心的な診療費でやっていて、結果も出しています。何より、何の効果もない詐欺療法が患者さんたちから大金を吸い上げた挙句に治らないなんて、そんなひどいことがあっていいと思いますか？　がんを治すのに大金は必要ないんです。大金をかけるからこそ治る、という患者さん側の思い込みも良くない。詐欺療法をのさばらせることに一役買ってしまっている」

私は患者さん方への取材を通して、〝怪しい〟代替療法及びクリニックなどの噂を耳にした。医学的エビデンスに乏しい〝治療っぽい行為〟で大金をせしめる医師たちや、莫大な診療費をとりながら実績が伴わない病院、クリニックのことだ。本当は書いてしまいたいが、完全な裏付けと証拠がない噂であるため書くことは出来ない。火のないところに煙は立たないが、真偽は置いておくとして、莫大な診療費には驚かされた。がんってこんなにもお金がかかるものなのか……。

真柄医師の場合は、患者さんへの取材で裏をとった。『素問八王子クリニック』は代替療法の中では圧倒的に安い。患者さんとそのご家族が真柄療法を選ぶか選ばないかは自由だが、少なくとも金銭的な心配が少ないことは伝えたかった。だから私は約束を破り敢えて書いた。

◉奇跡ではなく、事実です

真柄医師の目的は金儲けではない。だとすれば、一体何のために傘寿が迫るまで現役医師を続けているのか？　その理由は1年間の取材を通して感じ取ることが出来た。結論から書けば、3つある。

1つ目の理由。真柄医師は2003年の開院以来、様々ながん患者を診てきた。全員助けたい、と取り組んできたものの、神様仏様ではないのだからそれは無理な話だ。救えない命があった。人として、そして医師として心を痛めてきた。だからこそ1人でも多くの人を助けたい。そんな医師としての純粋なモチベーションだ。

2つ目の理由。人知れず悔し涙を流し、何度も雪辱を誓い、治療法に改良を加えながら現在に至っている。真柄医師は15年間の治療実績に自信を持っている。だからこそ自身の理論と信念が正しいことを証明したいのだ。真柄医師は現役の臨床医だが、人格の根っこは研究者的、求道者的なものが大きいと思われる。真柄療法がもっと世に浸透すれば、救われる命が飛躍的に増えるということを本気で信じている。自信は揺るぎない。その毅然とした姿勢には研究者としてのプライドはもちろん、日本のがん治療のスタンダードを自分が変えてやるという野望すら感じた。

真柄医師は標準治療を行う、いわゆる一般的な医師たちから白い目で見られ、異端視されてきた。「代替療法でがんが治るわけがない」と。あるいは、もっと残酷なことに、その存在を黙殺されてきた。治療実績に自信があるだけに、その扱いには我慢ならない、というのもあるのだろう。

3つ目の理由は、2つ目の理由に付随する。現代医療の主流というか本流、標準治療への怒りだ。詳細は後述するが、真柄医師は標準治療の三本柱のうち、手術のみを認めている。放射線治療と抗がん剤治療はごく一部の症例を除いて「やってはいけない」と明言している。


「医療サイドも患者サイドも、がんを特別視し過ぎているんですよ。がんはそんな特別な病気じゃないんです。たくさんある病気のうちのひとつです。生活習慣病なんですから、読んで字の如く生活習慣を改めれば、他の病気と同じようにコントロールできるものです。ちゃんと回復が見込めるものなのです」

治る？

「治りますよ。がんだけじゃない。糖尿病も心臓病もそうです。生活習慣によって病気になるんだし、治りもする。そもそも正しい生活習慣を送っていれば、かかる確率は格段に減ります。限りなくゼロに近づけていくことができる」

真柄医師は「治る」と明言した。とはいえ、亡くなってしまう例も当然ある。

「病気が進行し過ぎていて手が施せないような、あまりにもひどい状態の場合はどうしようもない。それはがんに限ったことではありません。あらゆる生活習慣病も、そのほかの病気も怪我もです。進行し過ぎたがんはさすがに厳しいです。救えない命も、もちろんありました。それでも末期の方が回復する例も、この目で何度も見てきました」

真柄医師が例に出したのは、両肺に200個以上あった肺腺がんがわずか4か月の治療で消失したというケースだ。2010年4月にがんセンター中央病院呼吸器内科で撮影されたCT写真には、直径50ミリほどのものをはじめ、両肺の上から下まで、無数の腫瘍の影がびっしりと映っていた。

「写真を見た時は言葉を失いました。多くの症例を診てきましたが、これほど進んだケースは初めてでした。患者のOさんが大病院の先生に余命を尋ねていらしたら、おそらく1カ月以内、医師によっては2週間という判断もあったと思います。それほどの状態でした。

私もOさんに、厳しすぎて治る可能性は限りなく少ない、と正直にお伝えしました。それから当院で治療が始まったのですが、徐々に症状が好転していったんです。咳や痰が軽減し、食欲、便通が回復していきました」

治療開始から4か月後、2010年8月のCT写真を見て、真柄医師は再び言葉を失ったという。

「あれだけびっしりとあったがんが、ほとんど消えかかっていたのです」

年が明けて2月、脳への転移が確認され、同年4月にOさんは亡くなった。肺の影は最後まで消失したままだったという。

「当院にいらっしゃってから1年経っていたことになります。見たこともないような進行がんが4か月で消失し、その状態が9カ月続いた。抗がん剤治療ではこんなことは絶対に起こらないし、脳に転移していなければ違った結果が出ていたかもしれません。こういうことが起こるんです」

ここで取材に同席していた編集長が自らの経験を語った。3年前、お母様が肺がんで3リットルの胸水が溜まった10日後に亡くなっていた。

「当院にも6リットルの胸水が溜まった患者さんがいらっしゃいました。それから1年以上、生きていらっしゃいました。肺がんは厄介です。様々なデータがありますが、手術後の再発率は50%を超えると言われています。当院では開院（2003年）の翌年にお1人、再発した方がいらっしゃいました。それ以降は、20人近い患者さん（ステージⅢまでの方）が通院されましたが、1人も再発していません」

膵臓がんも厄介だ。

「膵臓がんの診断を受けた患者さんが3人、現在も当院で治療を続けていますが、それぞれ8年間、4年間、2年間、完全に進行が止まっています」

私はこの3人の方のうちのお1人を取材した。詳しくは第二章に譲る。

真柄医師は続いて肝臓がんに言及した。

「C型肝炎から肝臓がんになった人が、手術後、どのくらい再発しているか？　大規模な追跡調査が1994年から2年間、日本中の病院が協力する形で実施されました。患者総数は2888人です。2年以内に再発した人はどのくらいいたと思いますか？　他のがん、例えば乳がんなどは20%ほどです。考えてみてください」

真柄医師の出題に、私は「50%」と答えた。

「いえ。C型肝炎から肝臓がんになった方の2年以内の再発率は100%でした。

2888人全員が再発したのです」

真柄医師のところではどうだったのか？

「以前、当院にはお2人、C型肝炎から肝臓がんになって手術を受けた患者さんがいました。お2人とも、2年以内に再発しませんでした。お1人は、2年以上経ってから通院されなくなったので、その後はわかりません。もうお一方は手術後、7年後に再発しました。母数は少ないですが、2人が2人とも2年以上再発しなかった。これは事実です」

真柄医師は、胃がんについても臨床例をあげた。

「80％、いやデータの出所次第では100％近い再発率と言われているスキルス性胃がんですが、当院では12名の患者さんのうち再発した方はお2人でした。10名の方は経過観察期間中再発していません。母数は少ないですが、再発率は17％という計算になります」

にわかには信じられない数字だった。真柄医師はその他の臨床例も挙げた。

「再発率の高い肉腫の患者さんも5名全員経過観察期間中再発なし。術後2年以内の局所再発率が80％前後でしかも再発を何度も繰り返すことが多いという報告もある膀胱がんも、16名中13名が経過観察期間中再発なし。1人局所再発しましたが、手術してその後はお元気です。局所再発した残りの2人はその後来院されなかったのでその後のことはわかりませんが、もう一度手術を受けていただいていればおそらく治っているでしょう」

インタビューして聞く真柄医師の治療実績は、想像をはるかに超えていた。信じられなかった。素人の私にもわかるインパクトだった。本当にそんなことが起こり得るのか？　取材開始当初は誇張が過ぎるのではないか、と真柄医師を疑っていた。しかし、のちの患者さんへの取材によって、嘘ではないことがわかった。

「治療法には自信を持っているのですが、正直なところいくらなんでも回復はむずかしいと思っているような末期がんの方や難しいがんの方も治癒されていくのです。人間の治癒力の力強さに当初は驚いていました。でも年々驚かなくなってきました。奇跡ではなく、事実ですからね。別に珍しいことではない。私が医師として一番やり遂げたいことは、手術後の再発防止です。再発で亡くなる方がたくさんいらっしゃいます。もしも手術した人が全員、私の元へ来てくださったとすれば、再発で亡くなる人を半減どころか70％くらい減らせる自信があります」

◉うやむやにされている抗がん剤の闇

にわかには信じ難い治療実績に驚いた私は、いよいよ本題に入った。真柄医師は具体的にどのような治療法を用いているのか？

「当院は内科クリニックですので、術後からの診療という形になります。ですから手術は済ませてきていただきます。どこで手術を受ければいいか悩んでいる方にはアドバイスもしますし、紹介状も書きます。とにかく手術出来る場合は手術したほうがいい。それも、可能ならばがんの専門病院が好ましい。開院当初は標準治療のすべて、つまり手術にも反対の立場だったのですが、方針を変えました。当院での臨床データを検証したところ手術なしの患者さんと手術をした患者さんとでは、予後の症状に差があることがわかりました。切れるがんは手術した方が確実に予後が良いのです。それがはっきりとわかって以降は、手術が可能な方には手術をしてもらうようにしています」

つまり真柄医師は標準治療の三本柱のうち、手術については賛成の立場をとっている。しかし、抗がん剤治療と放射線治療については強硬に反対する。

「そもそも現代西洋医学の薬の多くが化学合成物質であり自然界にないものです。人間を含めたあらゆる生物は、自然界にない物質に対して遺伝子がうまく対応できません。その結果、薬を飲むと体に異常が起きる。その異常をまとめて〝副作用〟と呼んでいるのです。中でも抗がん剤はその最たる〝毒薬〟です。一部の血液がんについて有効なことを除けば、治癒どころか正常な細胞も破壊し、激しい副作用で患者さんを苦しめ毒性死にまで至らせる可能性があります。抗がん剤の扱われ方はご存知ですか？　医師や薬剤師、看護師が手袋やマスク、ガウン、ゴーグル、キャップといった防護具を付けて扱うんですよ。放射線治療にも当然ながら副作用があります。放射線自体が新たながんを生み出すリスクもあります」

私は知り合いの看護師の話を思い出していた。真柄医師は続けた。

「2009年8月に当院に見学においでになった、とある県立がんセンターの腫瘍内科医の話をしましょう。病院名も、その方の名前も絶対に漏らすことは出来ません。その方の職を奪ってしまうことになるからです。私にこうおっしゃっていました。〝他はわかりませんが、うちのがんセンターの医師で、抗がん剤でがんが治ると思っている人間は1人もいません〟と」

さらに真柄医師は、一冊の本を書棚から取り出した。『がん 生と死の謎に挑む』（文藝春秋刊）。著者はジャーナリストとして名高い立花隆。がんを患った著者が長期取材のすえに書き上げた力作だ。

以下の引用は、立花氏と有名大学病院の教授やがんセンターの高名な医師たちとの会話内容。新聞社主催のシンポジウムが行われた日の、昼休みにおける雑談の場面だ。

「結局、抗がん剤で治るがんなんて、実際にはありゃせんのですよ」と、議論をまとめるように大御所の先生がいうと、みなその通りという表情でうなずきました。私はそれまで、効く抗がん剤が少しはあるだろうと思っていたので、「えー、そうなんですか？　それじゃ『患者よ、がんと闘うな』で近藤誠さんがいっていたことは正しかったということになるじゃありませんか」といいました。すると、大御所の先生があっさり、

「そうですよ。そんなことみんな知ってますよ」

といいました。（中略）誰か異論を唱えるかと思ってしばらく待ちましたが、誰も唱えませんでした。

（73、74ページより引用）

立花氏の著書には、こんな記述もある。

日本のＲＮＡ研究の第一人者として有名な、自然科学研究機構の志村令郎前機構長は、アメリカ留学中ずっと研究用試料として５−ＦＵを使用していたそうです。志村さんは私とがんの話をしていて、５−ＦＵが抗がん剤として使われていると聞くと、ビックリして、唇をブルブルふるわせて、

「あれはとんでもない毒です。全身のＲＮＡがズタズタにされるんですからあれほどひどい毒はない。私だったら、がんになっても絶対に飲みません」

（76ページより引用）

「ＲＮＡというのはリボ核酸のことで、遺伝子学の専門用語です。そして５−ＦＵは、２０１７年現在、日本でも抗がん剤として当たり前のように使われています」（真柄医師）

私はこの話を聞いた後、知り合いの医療従事者たちに連絡を取り、抗がん剤について尋ねてみた。医師２人、薬剤師４人、看護師３人の計９人。それぞれ勤務地は違い、専門もバラバラで互いにしがらみはない。がんに関する取材をしている旨を伝え、絶対匿名を条

件に答えてもらった。質問はひとつ。「自分ががんになったら抗がん剤をやるか？」だ。
9人中、4人が「やらない」と答えた。2人は「いつか自分ががんになった時、副作用の極力少ない薬が開発されていればやってもいいが、現時点ではやらない」。2人は「嫌だがやるしかない」。1人は「どうしていいかわからない」だった。
医療関係者や医療ジャーナリストに鼻で笑われるサンプル数であることは重々承知だ。しかし、私はショックだった。抗がん剤を勧め、施す側である医療従事者の過半数以上が「自分はやらない」と答えたのだ。怒りではなく、悲しさや切なさすら覚えた。

話を戻そう。真柄医師は「わかりやすいと思う」という言葉とともに新たに一冊の本を示した。『食事のせいで、死なないために　病気別編』（マイケル・グレガー著　NHK出版刊）。以下、一部を引用する。

医師の診察において大部分を占めるのは、生活習慣病、つまりは予防できる病気だ。私も同僚たちも医師として、病気の根本的な「原因」に対処するのではなく、患者に一生にわたって常用薬を処方することで、高血圧、高血糖、高コレステロールなどの危険因子に対処するように訓練されてきた。このような対応は、シンクから水があふれ出しているのに、蛇口をひねって水を止めようともせず、ただびしょびしょの床を拭き続けるようなものだ。水が勢いよくあふれ続けるなか、製薬会社は喜んでペーパータオルを売り続け、あなたは毎日、死ぬまで床を拭き続ける。

（36ページより引用）

「この文章は非常にわかりやすいと思います。とは言え、私はすべての薬の存在意義を否定しているわけではありません。例えば救急外来に搬送された生死の境目にある患者さんに、緊急的に投薬することは必要です。命を繋ぎ止めるために一刻を争う現場ですから、必要な薬剤の投与は必須です。

私はステロイドを処方されている患者さんに対して、その病状や回復の段階を見極めて〝ずっと続けることはありませんが、今はまだ続けたほうがいいです〟などと伝えることもあります。急激な断薬はむしろ危険だからです。

私は薬のすべてを否定しているわけではないのです。急性疾患や感染症などに関して必要不可欠な薬はあるのです。でも慢性疾患に関しては、そのほとんどが無駄な薬、ましてや人体にとってマイナスです。中でも抗がん剤は最悪です。

アメリカにＮＣＩ（アメリカ国立がん研究センター）というトップ機関があります。日本でいうと国立がん研究センターですが、日本よりもはるかに格上の、世界的な影響力を持つ組織です。１９８５年、当時のトップであるデヴィタ所長がアメリカ議会で〝抗がん剤でがんを治せないことが理論的にはっきりした〟という内容の発言をしました。さらにはこの証言の3年後には公式レポートでむしろ〝増がん剤〟であると〝抗がん剤有害宣言〟を出したのです。ＮＣＩはその後トップが入れ替わり、論調を変えています。利権がありますからね。しかし30年以上も前に、がん研究の世界的トップ機関が言ってしまっているんですよ。

余命1年という言葉がありますね。私は〝抗がん剤をやった場合、1年くらいで衰弱死する〟という意味だと解釈しています」

◉真柄療法の三本柱

ここまでの話を整理すると、真柄医師は

●手術はやるべき。切れるものは切ったほうが良いという考え。
●放射線治療と抗がん剤治療には断固反対の立場。

上記を踏まえた上で〝真柄療法〟を施すということになる。

「何も難しいことはしていません。繰り返しますが、がんは生活習慣病です。生活習慣を改めればコントロールできる病気です。

当院で行っている治療法は、食事療法、刺絡療法（鍼治療の一種）、メンタルケアの三本柱です。これらを同時に行うことで、人間に本来備わっている自然治癒力を高め、病気を治すのです」

つまり、食事の内容を見直し、鍼をやり、心を健やかに保つと。

「おっしゃる通りです」

そんな単純なことで治るものか？　あまりにもシンプル過ぎはしないか？

「いたってわかりやすく、シンプルです。だから言ったでしょう。何も難しいことはしていないと。がんは特別な病気ではないんです。ウイルス性の病気や先天性の病気など特殊なケースを除けば、ほとんどの病気、少なくとも生活習慣病はこれで治ります。再発もほとんどなくなるし、食事とメンタルがしっかりしていれば、そもそも病気になりにくい体になります。

この三本柱の治療法は、効果が絶大であるにも関わらず、他の代替療法のように大金はかかりません。標準治療よりもはるかに安い。私が儲からない理由がわかったでしょう？」

真柄医師は自嘲気味に笑った。

「儲かるはずがありません。刺絡療法は当院でやりますが、食事療法もメンタルケアも患者さんご自身が日々の中で実践することですからね。〝病気は医者が治すものじゃない、自分が治すもの〟というのが私の口癖です。どこかで聞いたことのあるようなフレーズでしょう。でもこれは真理です。

しかし、多くの患者さん方がこの基本的な部分をわかっていない。だから標準治療や高額な代替療法に頼るんですね。〝私を治してくれ、助けてくれ〟と。根本的に考え方が違うんです。医師はあくまで助言者であり、治すのは患者さんご自身です。当院の患者さんには、その意識を徹底していただいてます。絶対に治す、という意気込みで一生懸命に取り組む患者さんは回復します。気迫が足りず、厳しい食事制限を放棄し、精神的に不安定になった患者さんは良くなりません。私はがんばる方は応援します。でもがんばらずに去っていく方を止めることはありません。ご自分の人生ですから、ご自由にされればいいのです」

真柄医師の考え方はよくわかった。〝病気は医者が治すものじゃない、自分が治すもの〟という言葉が私には響いた。

しかし、食事療法＋刺絡療法（鍼治療の一種）＋メンタルケアという、あまりにもシンプルな三本柱で、なぜがんが治るのか？　本当なのか？　どうしても信じ難い。

◉動物性食品を断つ

手術の必要性、薬害、抗がん剤の怖さについてはわかった。では、具体的にどうすればいいのか？　真柄医師の治療法について具体的に知りたい。

「私のがん治療法は、

●食事療法

●刺絡療法（鍼療法の方法のひとつ）

●メンタルケア

を三本柱としています。これらを同時に行うことで、人間に本来備わっている自然治癒力を高め、病気の改善、治癒につなげるのです」

ではまず三本柱のひとつ、食事療法について知りたい。

「開院当初は、先駆的な食事療法として世界に知られるゲルソン療法を基本にしていました」

●ゲルソン療法……マックス・ゲルソン博士（ドイツ　1881〜1959年）が提唱した食事療法。博士は結核がまだ不治の病とされていた1920年代に、人参をはじめとした無農薬、有機栽培の野菜や果物をしぼって作ったジュースやスープで多くの患者を治した。また末期がんに対しても一定の効果があることを証明し、がん治療としての食事療法研究に取り組んだ。

「ゲルソン療法を基本とした食事療法でしたが、私も勉強を重ね、コリン・キャンベル博士の栄養学理論に出会って、食事療法の内容を改良しました。現在の治療内容はほぼキャ

ンベル博士の理論に基づいたものです」（真柄医師）

●コリン・キャンベル博士……米コーネル大学栄養生化学部名誉教授。10年間にわたり、中国における大規模な疫学調査（通称：チャイナ・プロジェクト）の陣頭指揮をとり、著書『チャイナ・スタディ』を上梓。

「がんにかかる原因は様々ですが、中でも食生活の間違いは一番大きな要因です。博士は数々の実験や大規模調査によって動物性食品の発がん性を証明し、植物性食品によるがんの予防・治療の理論を確立しました」

肉も牛乳もダメということか？

「2015年10月に、WHO（世界保健機関）傘下のIARC（国際がん研究機関）が〝肉および肉加工品にはアスベストやたばこ並の発がん性がある〟と発表しました。日本でも各新聞やメディアが取り上げましたが、すぐにこの話題は消えました。

またIARCの発表と前後して、イギリスの研究チームが〝赤身肉の大量消費はDNAにダメージを与え、がんの発生を引き起こす〟という研究論文をがん専門誌『Cancer

Research』に発表しています。牛乳についても同様に、キャンベル博士が実験によって発がん性を証明しています。乳製品とがんとの関連性については、これまで多くのエビデンスが示されています。研究報告や文献を挙げればきりがありません」

動物性食品についての真柄医師の見解をさらに詳しく知りたい方は、前出の『食事のせいで、死なないために　病気別編』（マイケル・グレガー著　NHK出版刊）、『食事のせいで、死なないために　食材別編』（マイケル・グレガー著　NHK出版刊）、『乳がんと牛乳　がん細胞はなぜ消えたのか』（ジェイン・プラント著　佐藤章夫訳　径書房刊）、真柄医師の著作『食は現代医療を超えた』（現代書林刊）がわかりやすいと思う。お菓子や即席麺、冷凍食品といった加工食品が体に良くないであろうことは、素人でもわかる。食事療法においては、世界中の研究者や医療関係者がそれぞれエビデンスを示して様々な主張をしている。

肉や牛乳などの動物性食品についても、真柄医師のような主張もあれば、反対の主張もある。

私は素人だから、難しい研究内容は理解できない。つまり、どの主張が正しいとジャッジすることは当然出来ない。

だから真柄医師の主張だけを聞いて判断はしないし、出来ない。ゆえに本書は患者さんの実体験、声（第二章）に重きを置いている。

その軸をしっかり認識した上で、真柄医師への取材を続行した。

◉プラントベースのホールフード

「キャンベル博士は、動物性食品をやめてプラントベースのホールフードに切り替えることを強く推奨しています」

プラントベースのホールフードとは？

「植物性中心の未精製、未加工な食品を丸ごと食べることです。生野菜、果物を基本とした食事で、肉や卵のかわりに野菜サラダを、白米をやめて玄米を、というとイメージしやすいでしょうか。つまり、野菜・果物および玄米中心の食事ということです」

プラントベースのホールフードは、なぜがんに有効なのか？

「ファイトケミカルを余すところなく摂取できるからです」

●ファイトケミカル……野菜、果物、豆類、キノコ類、未精製の全粒穀類、海藻、ハーブなど、植物の中にのみ含まれる色素や香り、アクなどの成分から発見された機能性物質。ただし極めて微量で、種類もどれくらいあるのか解明しきれていない。1万種類以上あると言われている。(真柄)

「ファイトケミカルは抗酸化力、抗炎症力が非常に強く、免疫力を高めることが近年の研究で明らかになってきています。

生物は、鉄がサビることと同様、放っておくと次第に酸化されます。酸化されることで老化が進み、がんをはじめとした生活習慣病や認知症など、様々な病気の原因になります。特に酸化力の強い酸素を活性酸素といい、これを取り去る(還元する)のが抗酸化力です。ファイトケミカルは抗酸化力、抗炎症力が非常に強いのです」

ファイトケミカルをより多く含む食べ物は何か?

「特にどの食材が優れているかではなく、それぞれ良さが違います。すべてが複雑に絡み合っている。バナナに含まれているファイトケミカルも、ニンジンに含まれているファイトケミカルもそれぞれ大切です。それぞれ要素も比率も何もかもが違う。どちらが優れているということは簡単には言えません。だから様々な植物性食品を手を加えずにそのまま食べる。これが最良の方法なのです。

1つの食品に含まれるまだ未発見のファイトケミカルも含めた全体のネットワークが大切なのです。すべての因子が互いに影響しあっているのです。だからこそ丸ごと食べる。そうすることでファイトケミカルの恩恵にあずかれるのです」

丸ごと食べるとはどういうこと？

「例えば白米や小麦など精製されている食品をやめて、精製されていない玄米や全粒粉を食べるということです。そして、様々な野菜や果物を丸ごと食べて、ビタミンやミネラルとともにファイトケミカルを体に取り込んでください。これに尽きます」

残留農薬の危険性については？

「無農薬や有機栽培は望ましいですが、誰もが日常的に手に入るわけではありません。金銭的な事情もあるでしょう。一般的なものでも、きちんと洗って食べていただければ大丈夫です。特にがん治療という緊急事態には、多少の農薬のリスクよりもたくさん摂取するメリットが上回ると考えています。

とにかく野菜と果物を積極的に、手を加えずに自然のままに食べていくことです」

動物性食品をやめると、タンパク質不足にならないか？

「例えばタンパク質の量が比較的少ないジャガイモ（※カロリー当たりのタンパク質含有量7.1〜8.4％）しか食べなくても、必要量に近い量を摂取できます。プラントベースの食事をする場合は、毎日少なくとも数種類以上の食品を摂ることになりますから、食事中のタンパク質は総摂取カロリーの8〜12％の範囲になります。特にタンパク質が豊富な緑黄色野菜（カロリー当たりの含有量42〜44％）や豆類（カロリー当たりの含有量24〜36％）が食事に含まれていれば万全と言えるでしょう」

理屈はわかったが、肉をやめるとどうしても筋力やスタミナといった精力のようなものが落ちてしまうイメージがある。

「動物性食品から植物性食品へと切り替えることの効果は、病気治療だけに留まりません。健康で強靭な体を作ることもできるのです。

女子テニス界で長年トップに君臨するウィリアムズ姉妹や、世界的に有名なアメリカンフットボールのトニー・ゴンザレス選手などもプラントベースのホールフードを実践しています。いずれも筋骨隆々な世界のトップクラスのアスリートですが、あのような筋肉やスタミナは作ることができるのです」

ハリウッド女優のナタリー・ポートマンや、世界的な〝歌姫〟アリアナ・グランデといった有名セレブがヴィーガン（完全菜食主義者）であることは知っていたが、世界的なアスリートがプラントベースのホールフードを実践しているというのは驚いた。

調べてみると、トニー・ゴンザレスやウィリアムズ姉妹はもちろん、世界的に活躍するアスリートや格闘家に菜食主義者が予想以上にいて、さらに驚いた。

私が驚きを伝えると、真柄医師は言った。

「酪農業界をはじめとした食品業界による長年の刷り込みは、肉や牛乳こそがパワーの源と信じる〝動物性タンパク質信奉者〟を多く生み出しました。しかしこれが間違いであることを、アスリートたちが証明していますね」

◉ナトリウムとカリウム

「ナトリウムとカリウムのバランスという観点からも、野菜と果物は重要です。私の食事指導では、患者さんに塩分を徹底的にカットしていただきます。そしてカリウムは野菜や果物など植物に多く含まれていますから、それらをたくさん食べていただく。つまりナトリウムの摂取を減らし、カリウムを摂るということです。その効果は絶大です。

当院では尿中のナトリウム／カリウム値を測る〝ナトカリ検査〟を実施しています。日本人の平均値は3.8。これを0.1以下に近づけていくことで、進行したがんでも消えていくのです。当院の患者さんたちは75％くらいの方が1.0以下を記録します。残りの25％の方が、そうはならない。ならないというか、そこまで食事を律することが出来ないんですね。1.0を切っているにも関わらず、再発してしまった患者さんが、お気の毒ですが、これまでにお1人だけいらっしゃいました。

私自身が普段から食事に気を付けているので、0.5どころか1.0を切ることですらいかに大変なことかは知っています。だから0.1以下に持ってくる患者さんの努力、意志の強さには頭が下がります」

塩分過多が、胃がんをはじめとしたがんの原因になっていることはつとに知られている。国立がん研究センターのホームページにも明記してあるように、がん患者にとっては常識的なことだろう。しかし、そこまで塩分をカットしてしまったら、塩分不足にならないか？低ナトリウム血症の恐れはないのだろうか？

「ありません。植物性食品の摂取で充分に足ります。健康な方であれば、0.1をシビアに目指す必要はありませんが、進行したがん患者さんはここまで徹底しないと治りません」

カリウム過多も怖い。高カリウム血症の恐れは？

「当院の患者さんが、違う病院で検査を受けた際〝カリウム値が高い〟と言われることが多いのです。がんばってカリウム値の高い食べ物を摂っているからに他なりません。これは実は〝数字のマジック〟なのです。私に言わせれば、病院が正しいとしている基準値自体がおかしいのです。

そもそも1日に必要なカリウムを摂っている人は全体の2％未満と言われています。この2％未満ではなく、カリウムが不足している大多数の人たちの数値をもとに基準値が割り出されている。つまり基準値そのものが間違っているのです。だから他の病院でカリウム値が高いと言われても、実は決して高くはないのです」

むしろカリウム摂取を心がけることが大切だと。

「健康な方もそうしていただきたいです。低カリウム血症により、致死性不整脈などを起こし突然死することがわかっています。

かつての日本人は正しい食習慣を持っていました。太古の昔から戦前に至るまで、野菜と果物をちゃんと摂っていました。しかし戦後の日本人は欧米食に傾いていったせいで、カリウムを豊富に含む野菜と果物の摂取量が劇的に減っていきました。これは日本だけでなく、今や東南アジア全般に言えることです」

◉食事療法の内容

真柄療法食事指導方針

- 動物性食品を食べない。
- 植物性食品を積極的に食べる。
- 塩を抜く。
- 味付けをしない。
- プラントベースのホールフードがベスト。
- 基本的には加熱調理はせず、そのまま生で食べるのが望ましい。なぜかと言うと加熱調理することによりビタミンと酵素が失われてしまうから。ただし、例外としてきのことにんにくは加熱して食べる。

「箇条書きにすれば、あっさり簡単に書けてしまいます。しかし実際は大変です。何十年も動物性食品に慣れてきた舌と習慣をひっくり返す。これはおおげさではなく、革命です。病気を治したいという強い意志。これしかありません。味付けをしないで食べるというのは、慣れるまでは本当に大変なことです。バナナやりんごの話ではありません。果物はいいとして野菜を調理加工せずに食べると、最初は美味しいとは思えないはずです。ところが3週間耐えてみると、舌の味蕾細胞に劇的な変化が訪れます。味付けをしなくても、食材本来の、繊細な味を舌がキャッチ出来るようになる。舌と脳が生まれ変わるんです。早い方だと2週間弱、時間がかかる方でも1カ月もあれば慣れます。植物由来の無害なもので味付けすることは、健康な方々の食生活にはいいと思います。しかし、がん患者さんの場合は味付けしないものに完全に慣れていただきたい。素材そのものの味だけで足りる状態になっていただきたいのです。慣れてしまえば逆に、元の食事には戻せなくなる。しょっぱくて驚きます」

耐えられなくてやめる人も？

「ついこの前もいらっしゃいました。〝こんな食事は続けていけない、耐えられない〟と。治療を中止して去っていかれました。そのようなとき、私は止めません。治療法も生き方も、ご本人が選ぶことですから。医師は提案をするだけの存在なのです。治すのは患者さんご本人ですから」

ついつい気が緩んで、甘えてということも？

「食事療法の大敵は油断です。多少ならいいだろう、一食ならいいだろう。そうやって一度羽目を外すと、どんどん緩んでくる。そしてせっかく慣れてきた舌は、元通りのしょっぱい味を求めるようになります。経過が良くなると、必ず甘さや油断が出てきます。自分だけで律することは本当に難しいのです。

私が初診で食事療法について説明をすると、ほとんどの患者さんが驚き、ショックを覚えます。これほどハードルの高い厳しいものなのか、と。そのうえで私は問うのです。〝どうですか？　やれそうですか？〟と。前向きな気持ちで〝やります！〟と力強く答える患者さんには〝がんばりましょう〟とお返事します。

四国から来院されていた患者さんの話をしましょう。その方は以前、体重が１０６キロありました。1年かけて食事療法や運動で56キロまで落とした。落とした状態で当院へいらっしゃったのです。初診までにそれだけの努力が出来る方ですから、意志の強い方です。そしてご自分なりに一生懸命勉強したんでしょう。もちろん医師でも専門家でもありませんから、ところどころ間違った知識はありました。私はそれらを修正して、少しお手伝いをして差し上げただけです。その方はご自分で勉強して、ご自分で律して、治して、元気になられました。これは私の理想です。

要するに、生きるために食べるのか、食べるために生きているのかということです。食べるために生きるというのは、快楽の追求です。私はそれを否定しません。本人が納得して幸せなら、他人の私が何も口を挟む余地はありません。

ただし、がんを治したいと思っている患者さんは、生きるために食べるという選択肢しかありません。

具体的に何を食べるべきか、何を避けるべきかは二冊の本をご紹介しますので、よろしければお読みください」

『食事のせいで、死なないために　病気別編』（マイケル・グレガー著　ＮＨＫ出版刊）
『食事のせいで、死なないために　食材別編』（マイケル・グレガー著　ＮＨＫ出版刊）

◉刺絡療法とは

「当院で行っている刺絡療法は、いわゆる鍼灸でいう〝ツボ〟を鍼で刺激し、わずかに出血させる治療法です。これによって副交感神経を刺激し、リンパ球を活性化させ、免疫力を高めます。

人間の体は60兆個もの細胞からなっており、それら細胞の働きはすべて自律神経によって支配されています。自律神経は交感神経系と副交感神経系の2つの神経系からなります」

●交感神経……緊張状態で優位に働く。肉食動物が餌をとりに行く時に働いている神経。負ければ大怪我を追う危険性がある緊張状態、臨戦態勢での際に優位になる。

●副交感神経……体を休めた時に優位に働く神経。餌をたらふく食べて眠くなる時に優位になる。

「この交感神経と副交感神経がシーソーのようにバランスをとることで、健康状態を維持しています。つまり、このバランスが崩れると健康が害される。がんの方は副交感神経ではなく、交感神経が優位になっている方が多いのです。血管が収縮し、血圧が高い状態です。低体温の方が多いです。

がんを治すには、副交感神経を優位にすることが重要です。するとリンパ球の数は増えるわけではありませんが、働きが良くなります。リンパ球は良いサイトカインを作って、がんと戦っています」

●サイトカイン……細胞から分泌されるタンパク質。細胞間相互作用に関与する生理活性物質の総称。

「がんの方は、この能力が低下しているのです。刺絡療法により副交感神経を優位にすることでリンパ球の働きを向上させ、良いサイトカインを作り出す。そうすることでがんと戦うことが出来るようになる。これが私の理論です」

どのような理論で効くと言えるのか？

「当院での臨床データから、リンパ球の働きとがん細胞消滅の関連性が認められているからです。具体的に言うと刺絡療法をやった人では、インターフェロンガンマやＴＮＦアルファというサイトカインが上昇しています。リンパ球がこれらのサイトカインを作っているので、リンパ球の性能が良くなっていると言いかえることもできます。

刺絡は血流を良くするのはもちろん、サイトカインにも好影響を及ぼしているとも言えるのです。私の刺絡療法では患者さんが息を吐いている時に、経絡を浅く刺激します。そうすると、最も有効に副交感神経が活発化するからです。そして鍼は寝てやっても効果が薄い。椅子に座った姿勢、一部は立った姿勢で行います。呼気、座位（立位）、浅刺。この3つの条件が揃った際が、最も有効です。

有効というより、この方法でなければ非常に効きが薄い。この方法については西條一止氏（筑波技術短期大学名誉教授・医学博士）の研究データに基づいています。

「当院の名称である〝素問〟というのは、中国医学の原点である『黄帝内経』のうち、中国医学総体の原論とみなされる古典の題名なのです。畏敬の念を込めて、名前を頂戴しました。2018年1月にWHO（世界保健機関）が漢方薬、鍼灸を認定するという報道がありました。国際的に統一した基準で定められた疾病分類であるICD（国際疾病分類）に、伝統的な東洋医学の章が追加されるということです。この話題で重要なことは、なぜ今まで医学として認定していなかったのか、ということです。私は怒りというより、むしろ悲しさを覚えるのですが、やっとかという思いです。これまで100年以上、西洋医学一辺倒だった世界の医療基準の転換点となればと期待しています」

◉メンタルケアの重要性

「精神療法についてご説明したいと思います。

私の治療法の三本柱、食事療法と刺絡療法と精神療法は三位一体です。すべてを複合的に行うことで治療実績をあげてきました。この3つは優先順位は付けられるものではありません。しかし敢えて付けるとすれば、一番大きいのはメンタルケアではないか。それほど重要なものだと私は考えています。治ると信じ切っている人が治っているんです。対して悲観的で、信じ切れない人は治りません。以前、余命1年と宣告された肺がんの患者さんが当院にいらっしゃいました。正直言って厳しい状態でしたが、私は2時間以上たっぷりと時間をかけて説明をしました。お帰りになる際に〝もう治ったような気がします〟と笑顔で去って行かれたのを見た時、私は〝この人は大丈夫かもしれない〟と思いました。するると本当に、4カ月で肺がんが消えました。もちろん厳しい食事療法と通院による刺絡療法を根気よく真面目に続けた結果です。しかし何よりも前向きな明るい気持ちそのものが、がんを退散させてしまったと言っても過言ではありません」

初診に2時間以上もかけるのか？

「ほとんどは3時間に及びます。私がたっぷり話をするのは、患者さんの心を知りたいからです。死にたくない。みんなそう思っています。ただその気持ち、その覚悟はどれほど強いものなのか？　そこが知りたいのです。

治る可能性があるということを信じなければ、治るものも治りません。しかし私は開院以来、患者さんに〝必ず治る〟と言ったことは一度もありません。私は全知全能の神ではありませんから〝必ず〟なんてことは口が裂けても言ってはいけない。ただ〝可能性はある〟ということははっきり伝えます。

私は嘘をつきたくないのです。尋ねられれば、患者様のプライバシーを侵さない範囲で、すべて当院の症例は答えます。治療をがんばったにも関わらず、末期の末期で、どうしても助からなかった患者さんの例も話します。余命半年を告げられた患者さんが、当院での治療に勤しんで7年近く生きられた。結果的に亡くなられていますが、そんな症例もお話しします。患者さんに明るく前向きになってほしい、とは願っていますが、私はカウンセラーでも宗教家でもないので、明るく前向きになるような話をしているわけではありません。

可能性の話をすると、患者さんの表情が自然に晴れやかになり、前向きになるのです。絶望した状態から、生きる希望を見つけた時、人は顔を上げるのです。英語ではあごを上げる（chin up）と言いますが、それがまず治癒するための第一歩です。

抗がん剤は、酷すぎる副作用によって、患者さんをどんどんうつむかせてしまう。〝こんなボロボロの状態で本当に治るのか？〟と疑心暗鬼になる。最悪のメンタルパターンを作ってしまうのです。

アメリカでは、がんになりやすい性格が研究されています。周囲から〝いい人〟と評される人が、がんになりやすいという研究報告があります。繊細で優しいゆえに自己犠牲を厭わない、人知れずストレスを溜め込んでしまっているタイプですね。がんの方は周囲に嫌われたっていいから、我を通してほしいです。

『笑いと治癒力』（ノーマン・カズンズ著　岩波現代文庫）という本があります。笑いによって難病である膠原病を克服したジャーナリストの実体験が書かれてあります。ぜひお読みになってみてください。

私自身の話をしますと、趣味は囲碁です。現代のネット社会の恩恵にあずかって、夜な夜な世界中の人たちとネット上で対局しています。規則正しい生活を指導する立場にある医師がたびたび夜更かしをして、趣味に興じているのです。ただ私は趣味に没頭することで、日頃のストレスを忘れることができます。これが健康の元なんです。がん患者さんには、基本的に規則正しい生活を送っていただきたいのですが、時としてエンジョイするという効能は、規律を超えます。大いに趣味を謳歌していただきたい。〝あまりに楽しくて、ついつい夜更かししてしまった〟なんて話を聞けば、私は〝それは結構ですね〟とこちらもうれしくなります。寝食を忘れて夢中になれるような楽しみがあること。それはその人の人生を輝かせるのはもちろんのこと、細胞もまた喜びに満ちあふれ、遺伝子の働きを良くするのです。脳みそが喜んでいる、のではないのです。人間は、いや生物は細胞レベルで、遺伝子レベルで喜びを爆発させるのです。遺伝子が喜ぶ。これは非科学的な話ではありません。次はそんなお話をします」

◉最新の遺伝学・エピジェネティクス

「当院の治療実績に私は胸を張れます。自信を持っています。これまでさじを投げられた末期がんの方が回復したり、再発率が極端に下がったりと結果を出してきました。

人の自然治癒力に最初は驚いていましたが、実績が増えるにつれて大騒ぎもしなくなりました。もう奇跡ではなくて、事実になったからです。

私は研究者ではなく臨床医ですから、結果こそがすべてです。ですからとにかく結果を出すことに力を尽くしてきました。しかし、いつも引っかかっていたのは理論的な裏付けです。結果を出しているにも関わらず周囲に信用されなかったり、標準治療を行う西洋医学一辺倒の医師たちから異端視され、時には笑いものにされ、黙殺されたりしたことは、エビデンスの乏しさ、理論の裏付けの不足にあるのではないか。そう考えてきました。そんな私の治療法の科学的な裏付けをしてくれたのがエピジェネティクス（後成的遺伝学）です」

遺伝学が、がんにどう関係があるのか？

「がんに関わる遺伝子のうち重要なものに、がんを進行させる方向に働く遺伝子（がん促進遺伝子）と、がんを治す方向に働く遺伝子（がん抑制遺伝子）の2種類が存在します。

〝がん家系〟という言葉があります。親からもらった遺伝子がその人の健康状況を支配しているため、悪い遺伝子を持っている場合にはあきらめるしかない、という考え方です。

この考え方が間違いであることを解明したのが、アメリカの細胞生物学者のブルース・リプトン博士です。その研究成果がエピジェネティクスと呼ばれている新学説なのです。

エピジェネティクスについては私の著書『がんは治療困難な特別な病気ではありません』（イースト・プレス刊）に詳しく紹介していますが、近年の研究によって、DNAという〝生命の設計図〟に書き込まれた遺伝子は、環境や生活習慣によって変化することがわかっています。

結論から言えば、物理的刺激、化学的刺激、意識などが遺伝子の働きをコントロールするということです。つまり、食生活や心の持ち方、環境によって人間の遺伝子が左右され、それによって病気になったり、逆に病気が治ったりするわけです。

現在、世界的に遺伝子に関する基本的なものの見方、考え方が180度変わってきているのです。ただし日本では内容はおろか、エピジェネティクスという言葉すら知らない医師もいます。信じられません」

私は例によって、知り合いの9人の医療従事者に聞いてみた。医師1人と薬剤師1人が詳しかった。「言葉だけは聞いたことはあるが内容は知らない」と答えたのが薬剤師2人、看護師1人の計3人。「知らない」と答えたのが医師1人、薬剤師1人、看護師2人の計4人だった。真柄医師の指摘通り、ほとんど知らなかった。

もちろんド素人の私も知らなかった。これまでの真柄医師の話で、生活習慣の重要性は理解できた。しかし、がんはやはり遺伝的要素も大きいのではないか？

「ゼロではありません。しかし家系だから、遺伝だからとあきらめてはいけません。遺伝子の働きは環境要因で変わります。がん家系だ、というのであればなおさら遺伝子の働きを変えていく努力をすべきなのです。現に当院では〝うちはがん家系だ〟という患者さんが、食事を変え、刺絡療法を実践し、心の持ち方を変えることで、つまり環境要因を変化させることでがんを克服しています」

●遺伝子は化学的な刺激で働きが変わる……食事療法
●遺伝子は物理的な刺激で働きが変わる……刺絡療法
●遺伝子は精神的な刺激で働きが変わる……メンタルケア

「エピジェネティクスのことなど何も知らない頃から、私は自分の治療法を信じて治療してきました。エビデンスや理論の裏付けが乏しかったのですが、エピジェネティクスが説得力を与えてくれました。さらに詳しくお知りになりたい方は、ブルース・リプトン博士著『思考のすごい力』（ＰＨＰ研究所刊）をぜひお読みいただけたらと思います」

●体温を上げる

三本柱以外に患者さんが自身で取り組める治療方法は他にないか？

「がんの患者さんは低体温が多いのです。冷え性で便秘。これはがんの患者さんの共通点と言ってもいいほどです。がんが活発化し、増殖しやすい低体温状態（35度）で、かつ体の毒素が出せない便秘。がん細胞にとってみれば、非常に好条件になってしまう。ですから、体温を上げることが大切です。私は患者さんにＨＳＰ（ヒートショックプロテイン）入浴法をお勧めしています。

私たちの体を構成する細胞は約60兆個です。それらの細胞は日々刻々と傷ついているのです。ダメージを負った細胞を修復する働きを持つタンパク質、それがヒートショックプロテインです。入浴法に関しては、伊藤要子先生（ＨＳＰ研究所・所長／修文大学健康栄養学部教授）の著書を参考にされるといいでしょう。

42℃の風呂に10分間入ると全身の細胞にヒートショックプロテインが増加します。しかし、ヒートショックプロテインは時間の経過とともに減少します。ですから3日に一度入浴してください。毎日入っても害はありませんが、3日に一度でも効果は同じです。3日間は効果が維持されることが研究結果で出ています。ただし、心肺機能に不安や病気を抱えている人は、医師に相談してください。

私は患者さんたちに心肺に関する注意事項を申し上げた上で、この入浴方法を勧めています。心肺に問題がなければ42℃のお風呂に10分間が最も健康に良い、効果的な方法です。がんの方には、なおさら有効です」

では朝か晩かいつ入浴するのがいいのか。

「あなたはいつ入るのが好きですか？　どうぞ入りたい時に入ってください。朝でも晩でも昼間でも、あなたのリズムであなたが入りたい時間帯に入ってください」

運動はすべきか？

「したほうがいいです。正しい食事内容、安定した精神状態、良質な睡眠など、正しい生活習慣によってテロメアは伸びますが、運動によってもテロメアは伸びます」

●テロメア……染色体の末端に付いている、遺伝子情報を保護する〝保護キャップ〟のようなもの。「命の回数券」とも言われる。細胞分裂のたびに短くなるため、年とともに縮むと考えられていたが、生活習慣の改善などによってテロメアが伸び、細胞が若返る可能性のあることが証明されている。エリザベス・ブラックバーン博士は、テロメアの仕組みを解明したことでノーベル医学生理学賞を受賞した。

「スクワットなどの体幹トレーニングがブームになりましたが、あれは非常に有効です。派手な動きを伴う運動ではありませんが、文字通り体幹に効くので体温が上がりやすいのです。入浴法の件でも触れた通り、体温が上がることでテロメアが伸び、免疫力も上がります。

ただしアスリートでない限り、激しい運動をする必要はありません。激しい運動は活性酸素が増えるので、がん患者の方はもちろん、健康に自信がない方々は控えてください。体幹トレーニングやスクワットがお勧めです」

◉医師としての使命

「2003年1月の開院当初、私はこう思っていました。日本の医療は欧米に比べて10～20年遅れている、と。開院して15年目の2017年現在、私はこう思っています。日本の医療は欧米に比べて30～40年遅れている、と。代替医療に関する日本の医師たちの勉強不足は、本当に嘆かわしいことです。

様々な価値観があります。たとえ健康に悪いことだとしても、食べたいものを食べ、やりたいことをやり、太く短く生きたいと望んでいる方は、それはそれでいいと思うのです。

私自身、2019年に傘寿を迎えますが、趣味の囲碁に没頭して時間を忘れることがあります。インターネットで世界中のプレーヤーと対戦していて、気が付くと夜中の2時3時なんてこともあります。明らかな夜更かしですから、規則正しい生活とは言えません。

それでも私は趣味に没頭している時間は楽しくて仕方がありません。最も大切なことは、その人が人生をいきいきと楽しく生きているか、幸せかどうかだと思います。

ただし私は1人の趣味人である反面、医師です。医師という仕事を生業としている限り、人々を〝健康長寿へ導く〟という使命を帯びています。がんは治したいけれど、好きなものを食べたいし、寝ないで働いたり遊んだりしたい、と言われても「そんな都合のいいことは無理です」とお答えするしかありません。

太く短く生きるか。あらゆる制限に耐え、がんを乗り越えたいのか。どちらかを選んでいただき、後者に寄り添っていくのが、私の仕事です。

標準治療を選ぶのも、私の治療を受けていただくのも、いずれでもない代替療法を選ぶのも、すべては患者さんの自由選択です。

ただし、私の治療を選ばない方にお願いがあります。どうか食事内容を見直してみてください。白米を玄米に変えるだけでも大きな効果があります。そこから始めてください。

そして笑ってください。治ると信じ込んでください。がんは医師ではなく、患者さんご自身が治す。これだけは肝に銘じておいてください」

真柄医師に対する取材内容は以上だ。医師への取材は終えたが、私はここで何らかの自分なりの結論を下すことはやめた。患者さんへの直接取材をしない限り、自分の中で答えは出ないからだ。

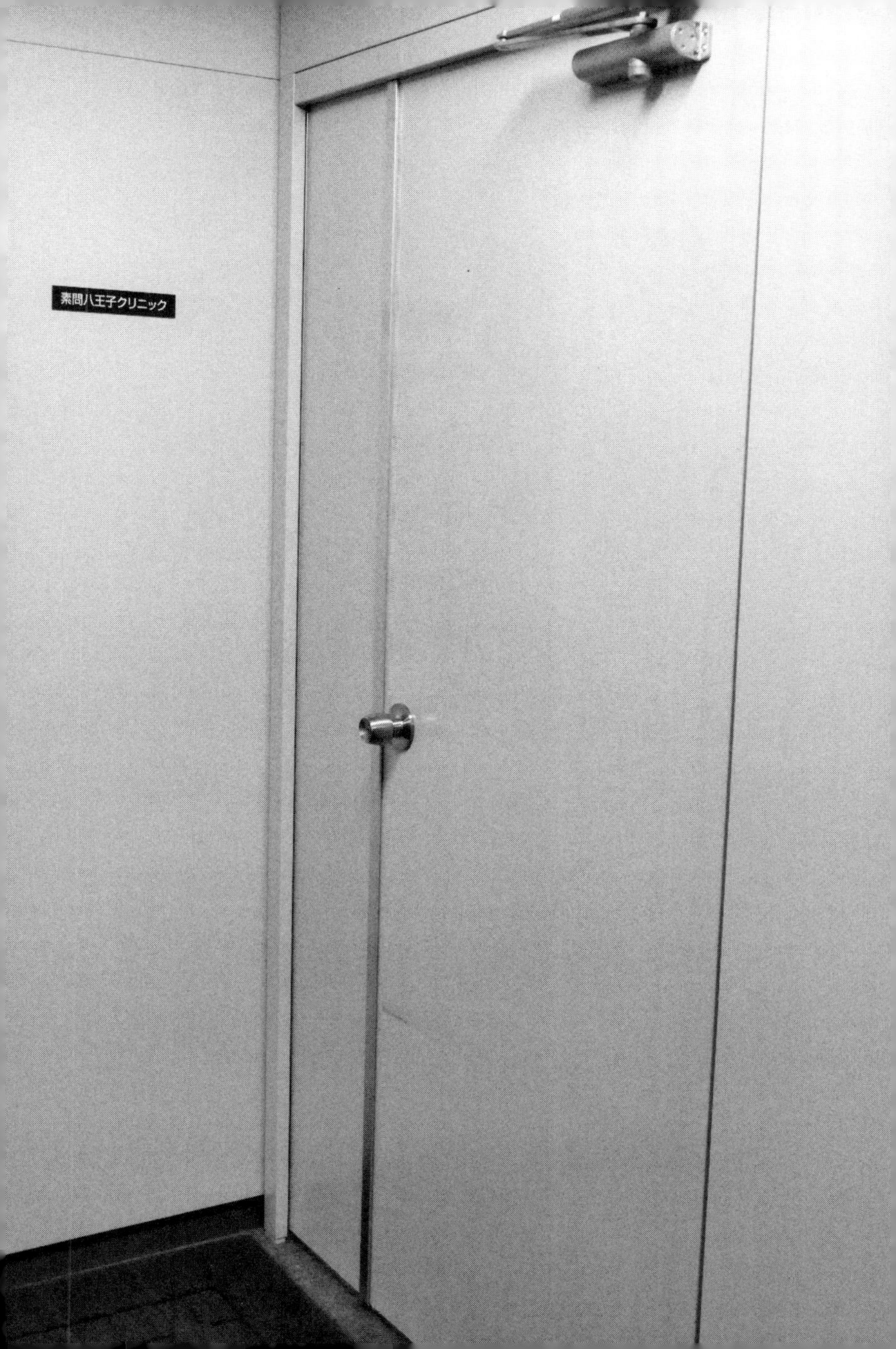
素問八王子クリニック

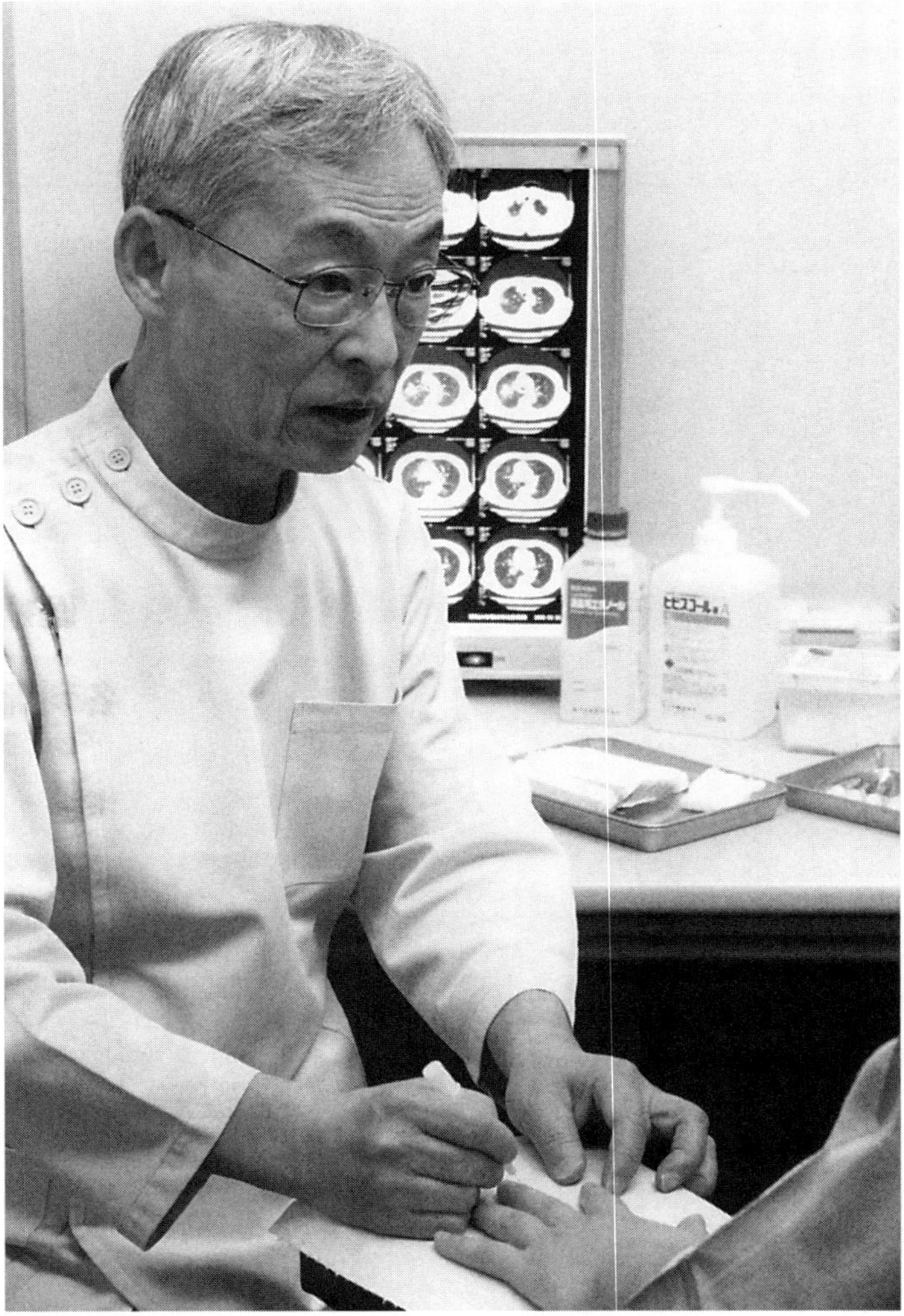

第二章

抗がん剤を捨てて真柄療法を選んだ人たち

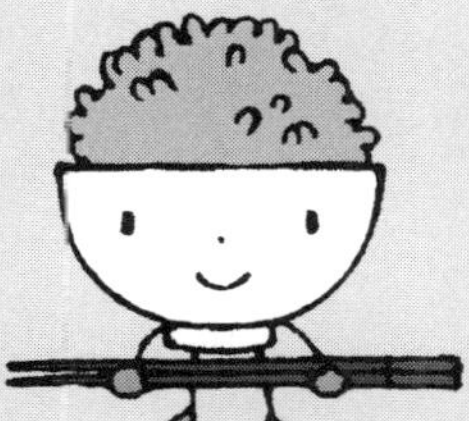

▼山田貴子さん(仮名)56歳　主婦

びまん性大細胞型B細胞リンパ腫ステージⅣの場合

静かな涙

咳が止まらなかった。

「夏風邪でも引いたのかしら……ひょっとして気管支炎？　肺炎？」

山田さんが、かかりつけの内科医の元を訪れたのは2007年7月のことだった。

「とりあえず薬出しておきますから様子を見て」

処方された薬を服用しても、症状は治まらなかった。

「採血してみましょうか」

念のために、と試みた採血の検査結果にかかりつけ医は目を見開いた。

「どうでしたか？」

そんな山田さんの問いかけに、医師は、検査結果の詳細を答える代わりに、強い口調で言った。

「大変だ。すぐに紹介状を書くから、明日行って！」

某総合病院での診断は、悪性リンパ腫。細かくは、びまん性大細胞型Ｂ細胞リンパ腫、と呼ばれるタイプ。ステージⅣ。

「どうして……」

山田さんの脳裏に、様々な思いが駆け巡った。

遺伝的要因はなく、暴飲暴食をしたこともない。思い当たるのは、日々の激務だった。中学校の教師をしていた山田さんは、土日もなく走り続けてきた。早朝から下校時刻まで休む間もなく、帰宅してからもテストの採点。肺炎でもマスクをして校門をくぐった。子供たちの成長に寄与できる教職が好きだった。誇りを持っていた。生真面目で神経質で完璧主義と自己分析するように、山田さんは20年以上にわたって心身を削りながら教職に人生を捧げてきた。

22歳で膠原病と慢性関節リウマチにかかり、40歳の時には十二指腸潰瘍を患った。

黄色信号、いや赤信号を出していた体。必死に悲鳴をあげて危機を知らせてくれていた体に、耳を傾けてあげることができなかった。

「告知を受けたときは、呆然としました。しかもステージⅣですから……でも私、今までがんばって生きてきたなぁ、これも運命だ、仕方ない……受け入れようと思いました」

大好きな仕事に打ち込んできた日々に、後悔はなかった。その代償が大きすぎたとしても、すべてを受け入れるしかないと覚悟を決めた。

唇を噛む医師の前で、山田さんは取り乱すことも泣き崩れることもなかった。ただ、静かな涙が頬を伝った。

告知の5日後に入院。3週間おきにR−CHOP療法（リツキシマブ＋シクロホスファミド＋ドキソルビシン＋ビンクリスチン＋プレドニゾロン療法）と呼ばれる8コースの抗がん剤治療を受けた。また再発に備えて、幹細胞を採取、凍結させた。

標準治療における、出来る限りの手は尽くした。しかし、3年後の2010年3月2日。山田さんは二度目の告知を受けることになった。

「再発しています」

そうめんを1本ずつ

再びの抗がん剤治療。エトポシド、イホスファミドを点滴で3日間、カルボプラチンを点滴で1日投与するDeVIC療法が行われた。しかし、抗がん剤は山田さんから髪の毛を奪うだけで、効果を示すことは出来なかった。

「あとは骨髄移植しか方法がありませんね……」

ため息交じりの医師の呟きに、山田さんは力なくうなずくしかなかった。

二度目の抗がん剤治療から3カ月後の2010年7月。自家末梢血幹細胞移植に向けて、無菌室で移植前処置が行われた。エンドキサン、ラステット、サイメリンといった抗がん剤の大量投与、全身放射線照射が行われた。

口中に口内炎ができ、食欲が著しく減退した。著しい疲労感に苛まれながら、点滴による自家末梢血幹細胞移植を受けた。

同じフロアに無菌室が何室かあった。そこで山田さんは同じような治療をしている人たちを見た。真っ赤になった皮膚が剥がれそうなほどボロボロになっていた。食事が摂れないため、ずっと点滴に繋がれ、ぐったりとして動かなかった。「生きているのか、死んでいるのか……一目にはわからないような状態」で、人々が横たわっていた。

山田さんは震えた。鏡を見る思いだった。

「もう次はやっちゃいけない、と思いました」

山田さんは最初に悪性リンパ腫の告知を受けた際、達観の境地にいた。教職に誇りを持ち、体に鞭打って貫いてきた激務。その代償を甘んじて受け入れようとしていた。しかし、相次ぐ抗がん剤治療と移植によってすり減ってしまった人々を、まるで鏡を見るように目撃した時、山田さんは何が何でも生き抜く決意を固めた。

「食べなきゃ。口から栄養を入れなきゃ」

このままだとベッドの上から、日常生活へ戻れなくなってしまう……山田さんは開閉するだけでも痛む口内炎だらけの口の中に、懸命に食べ物を運んだ。そうめんを1本1本すすった。

移植から2カ月後の8月21日。退院準備を進める山田さんに、医師が驚きを込めて言った。

「無菌室からそのまま退院する人は珍しいんですよ」

通常、無菌室での処置を終えた患者は一般病棟に移る。しかし、そうめんを1本ずつすすった山田さんの生への執着と気迫が退院を早めた。

大転換と大ピンチ

退院後、山田さんは自宅療養をしながら通院治療を続けたが、検査のたびに血小板が減少していった。医師は再再発の可能性を示唆した。

「この前とは別の骨髄移植をやったほうがいいかもしれませんね」

山田さんは、医師の提案に思わず顔をしかめた。まだ生々しく残る無菌室の記憶。鏡を見るような思いで見つめた同じフロアの患者たち。副作用に苦しみながら、そうめんを1本ずつすすった日々。また同じことを繰り返さなければならないのか。

きりがない……山田さんは無限のループに陥っていくような感覚にとらわれた。何度も抗がん剤と移植を繰り返し、そのたびに心身をすり減らし、いつか自分が消えてなくなってしまうのではないか……この悪循環を断つためには、何か別の手を打たなくてはならない。脱出する方法が、何かないものか。

山田さんの記憶の片隅に、こんな言葉があった。

「薬で治すのではなく、自分の免疫力で治すんですよ」

NHKのラジオ番組に出演していた安保徹氏（新潟大学院医歯学総合研究所名誉教授）の言葉だった。免疫力というキーワードを中心にネットで情報を洗い出し、重い体を引きずって書店を巡った。

がん関連の書籍に次々と目を通し、やがて真柄医師の書籍を持ってレジ前に並んだ。

退院から2カ月後の2010年10月14日。素問八王子クリニックを訪れ、早速、真柄療法に入った。山田さんは当時をこう振り返る。

「自分の家になっている柿やみかんをたくさん食べました。とにかく野菜と果物を積極的に摂るように心がけて、蒸留水も取り入れました」

塩分を抜く食事には、2週間で舌が慣れたという。

「逆に言えば、2週間で濃い味に慣れてしまう、ってことですよね。でも私はもう、戻る気はないです。というか戻れないと思います。素材そのものの美味しさを知ってしまったので。例えば醤油をバァッとかけて、何でも同じ醤油味になってしまうなんて嫌です。素材本来の味を殺してしまうようで、もったいないですよね」

刺絡療法にも手応えを感じた。

「体がポカポカしてくるので、病院からの帰り道で眠気に襲われるんですよ」

体を温めるための努力は欠かさなかった。抗酸化陶板浴に朝夕2回、週3日のペースで通い続けた。

食事療法、刺絡療法、陶板浴。便通が改善され、体の芯に少しずつ熱と活力が甦ってきた。

ところが、初診から3カ月後、真柄医師の顔色が曇った。山田さんが受けた、がんのリスクを測定する遺伝子検査『キャンテクト』の結果が思わしくなかったのだ。

リスク値100。これはがんに関連する遺伝子群の働きが最悪であることを示す数字だった。つまり、がんが進行する可能性が極めて高いことを意味していた。

過去320人ほどの患者が受けてきた遺伝子検査。リスク値100という最悪の数字を記録したのは、山田さんただ1人だった。

これだけ必死に努力している患者さんに、なぜこんな残酷な数値が出てしまうのか……

真柄医師は頭を抱えた。真柄療法の見直しを迫るような、衝撃的な〝事件〟だった。

患者さんに絶対に嘘をつかない——。ポリシーを通すため、真柄医師は震える気持ちも押し殺し、検査結果をそのまま伝えた。

やることをやるしかない

結果を聞かされた山田さんは、平然としていた。

「でも、やることをやるしかないですから」

相次ぐ抗がん剤治療と移植をもってしても、がんは何度も襲ってくる。再再発の可能性を示され、別の移植術を提案されている。標準治療の限界に挑んでもなお脱することが出来ないのであれば、違う方法に賭けるしかない。山田さんはそうして選んだ真柄療法をやめ、再び標準治療に戻る気はなかった。検査結果が芳しくないとしても、やり続けてみるしかない。

やることをやるしかない——。

山田さんの強い覚悟に、真柄医師はハッとさせられた。そして一筋の希望を見せつけられた思いだった。

意識の劇的な変化が遺伝子群の働きを変える――。エピジェネティクス研究の第一人者ブルース・リプトン博士の唱えるメンタルの重要性。山田さんは土壇場にあっても、決してあきらめてはいなかった。この人は治るかもしれない――。

「100まで行ったんだから、もうこれ以上、上がることはありません。あとは下がるだけ。劇的に下げて新記録を狙いましょう」

真柄医師の言葉に、山田さんは力強く返した。

「狙います」

山田さんは不退転の覚悟で某赤十字病院から処方されていた抗がん剤をすべて捨て、真柄療法を貫き通した。厳格な食事指導を守り、刺絡療法に通い続け、「絶対に治る、治す」と強く自分に言い聞かせ続けた。

リスク値100を記録した検査から2カ月後。山田さんの体がとうとう覚醒した。血小板の値が2倍以上に回復し、駅の階段を苦もなく登れるほど体力が戻ってきた。

改善していく血液検査の結果に、某赤十字病院の担当医は首をひねった。

「良くなってますね……別の移植術をやるところだったのに……どうしてなんだろう」

山田さんは、処方された抗がん剤を服用していないことも、真柄療法を実践していることも黙っていた。血液検査を受け入れてくれる病院を確保しておきたかったからだ。術後の化学療法（抗がん剤治療および放射線治療）を拒否すると、その後の検査も拒否され、出入り禁止状態になる——。

そんながん患者の話を山田さんもよく耳にしていたのだ。

気持ちじゃないですか

リスク値100を記録した検査から半年後の2011年7月。山田さんは二度目の遺伝子検査『キャンテクト』を受けた。

リスク値23・4。リスク評価は最良のA。山田さんは新記録を達成した。

崖っぷちからの生還どころか、山田さんの体力は同年代女性のそれをはるかに凌駕するほど、急上昇していった。

悪性リンパ腫の告知を受けてから9年後の2016年。55歳になっていた山田さんはボーリングで221というスコアを出した。水泳では1日で600メートルを泳ぎ切るようになった。

取材時の２０１７年冬には、

「カラオケも楽しんでいますよ。最近はゲームセンターのメダルゲームにハマっちゃって！」と笑った。山田さんは、まるで人が変わったように、生き生きと遊び、毎日を楽しんでいる。

悪性リンパ腫ステージⅣ。崖っぷちからの驚異的な逆転劇。なぜそんな奇跡が起きたのか？

「私は専門家ではないので、何がどう作用して元気になったのかは、わかりません。でも確実に言えるのは、食事が変わって、気に病むことをやめて、スポーツをいきいきと楽しめるようになったんです。これは真柄療法をやらなかったら、絶対に出来なかったことです」

リスク値を最悪の１００から、23・４まで下げた、最大の要因は何だったのか？

「気持ちじゃないですか。気に病まないことです。意識を変えることで劇的に変わるんだと思いますよ」

過去の自分を、生真面目で神経質で完璧主義だと自己分析していた山田さんは、取材終了後もメダルゲームの面白さと魅力を嬉々として話した。

「やったことあります？　あれ、すごくドキドキしますよね！」

▼秋元悟さん（仮名）66歳　自営業

非小細胞肺がんステージⅢbの場合

宣告だけだったら耐えられた

咳が出始め、微熱が続いた。誰もが風邪の諸症状だと考える。秋元さんもそうだった。

「引いちゃったかな」

ところが1カ月経っても治らない。

「やけに長引くなぁ」

仕事を中抜けし、かかりつけの内科を訪ねた。和気あいあいと話をしていると、主治医が笑顔を保ったまま言った。

「一応、レントゲン撮っておこうか」

「先生、おおげさだなぁ」

「いやいや、まぁ一応さ」

主治医は写真を見つめたまま、しばらく黙っていた。

「先生……?」

「……うーん。もうちょっと調べたほうがいいかもしれないなぁ……」

いつもにこやかな主治医が険しい表情で見つめていたのは、左肺だった。

「紹介状書くから、詳しく診てもらってきて」

世間話がぱたりと止んだ。

2016年12月1日にペット検査、翌2日には気管支鏡検査。同月6日、某医療センターの担当医が下した診断は、非小細胞肺がんステージⅢbだった。

「余命は、治療をして半年から1年くらいだと思われます」

余命――。その響きに頭が真っ白になった。ドラマや映画の中だけだと思っていたが、本当に言うのか……。当時の心境を秋元さんが振り返る。

「検査の途中から何となく怪しいとは思っていましたから、宣告だけだったら耐えられたかもしれない……余命というのがね……」

自身がこうして宣告を受ける1年前、姉を肺がんで亡くしていた。

「がん家系なんですよ。親も含めて身内8人中、僕が6番目のがんですから……覚悟はしていたんですが、ちょっと早いなぁと。やっと年金がもらえるかなぁという歳ですから……私が65歳で余命半年、1年の宣告でしょう。兄が膵臓がんで66歳で亡くなっていますからね……そういう家系なんだなぁと」

このまま逝っちゃったほうが楽

宣告後、もはや手術も放射線治療も出来ない進行状態であることを説明されていた。

「じゃあどうすればいいんですか？」

「抗がん剤治療になります」

抗がん剤治療を行う、ではなく、もう抗がん剤治療しかやることがないんだということを秋元さんは理解し、返事を保留した。

「そうですか……抗がん剤をやるかどうか、返事はちょっと待ってもらっていいですか」

急き立てられていた。余命半年。あまりにも時間がなさすぎる。入院して治療なんてしている場合じゃない――。

「やることがいっぱいあったんですよ。ローンのこともあったし」

区役所をはじめ関係各所を駆けずり回った。渾身の終活だった。インタビュー中「責任感がお強い」という筆者の言葉を秋元さんは謙遜でさえぎった。しかし、

「思えばいろいろ背負ってきたんです。自分を追い込んでしまう部分があった。そういうのがいけなかったのかもしれませんね……」

責任感が強く生真面目な秋元さんは、周囲に信頼され、ゆえにそのプレッシャーで苦しんでも来た。

「がんになって気づいたんですよ。知らず知らずのうちに、今までどれほどストレスを溜め込んできたか。それに、でたらめな生活を送ってきました。煙草は1日5箱、100本吸っていた時期もありました。お酒も大好きでしたね。酒とたばこを交互に延々と飲んで、夜中にラーメンを食べて。最悪なことを何十年も繰り返し繰り返しやってきました。今思えば、自殺行為ですよね」

25歳の時、十二指腸潰瘍を患った。体が発した赤信号。しかし、秋元さんは信号無視をしてそのまま暴走してしまった。

「がんになるのも当たり前ですよ。がんじゃなくても、何か重病にかかっていたでしょう。

自分の体には〝ここまでよく持ってくれた〟と言いたいですね。こんなにいじめ抜いてきたのに、60年以上もよくがんばってくれたなぁと」

秋元さんは自身の過去を振り返り、自身の体に詫びた。しかし〝タイムリミット〟は刻々と迫っていた。

ずっと微熱は続いていた。日に日に呼吸がしづらくなり、息苦しさが増していた。吸っても吸っても空気が入ってくれない感覚だった。意を決して大きく吸い込むと、のど奥からピーという音が漏れた。それは60年以上がんばってくれた体があげる悲鳴だった。呼吸がままならないため、歩くことも眠ることも出来なくなっていった。

秋元さんは追い詰められた。この苦しみから逃れる術はないものか。やはり抗がん剤治療をやるしかないのか……。

抗がん剤治療を行うかどうかの返事を保留していた理由は、終活の忙しさ以外に、もうひとつあった。

「抗がん剤は、親族が副作用で痛い目に遭っているのを見てきましたから。やるも地獄、やらぬも地獄という心境でしたけど、どうにも苦しくなってしまって」

秋元さんはわらをもつかむ思いでセカンドオピニオンを求め、とあるクリニックを訪ねた。遺伝子検査を受けた結果、イレッサなどは適合性がなく、2016年12月時点での最新薬のひとつ、キートルーダを勧められた。

返事を保留してきた某医療センターに赴き、

「キートルーダなら、やられるんですね?」

という医師の念押しに秋元さんはうなずいた。

2017年4月4日から、キートルーダが投与された。しかし1週間後の11日あたりから、秋元さん曰く「地獄の1週間」が始まった。

肺に溜まった水で心臓が圧迫され、脈が異常に早くなり、まるで首を絞められたような息苦しさに悶えた。あまりの息苦しさで失神寸前に陥り、激しい痛みに全身が震えた。

「がんは痛くはならないんだと思っていました。とんでもない。すごく痛かったですよ。尿路結石も痛かったけど、比べ物にならない。呼吸困難と痛みの両方だから。もう耐えられない。このまま逝っちゃったほうが楽だろうと思いましたね」

地獄の1週間の果て、秋元さんは緊急入院した。左肺に水が溜まっていた。12日間の入院で、1日1リットルずつ、4リットルもの水を抜いた。

「キートルーダを受けた1週間後に、緊急入院ですからね。効かないじゃないか！　と思いましたね」

そんな疑念と不信感も苦しみに埋もれ、入院中に二度目のキートルーダが投与された。

緊急入院から3週間後に退院したものの、起きている姿勢が辛く、横臥して呼吸が楽な姿勢を探し続けた。

「呼吸はもちろんですけど、左肩がまるで悪魔がのしかかっているように痛くて辛かったんです」

秋元さんは、痛みと呼吸困難によって石のように動けなくなっていた。それでも最悪の体調の間隙を縫って、外出する機会をうかがっていた。

5月1日。痛みも息苦しさもぬぐえないものの、これ以上は待てないと意を決して家を出た。

向かった先は八王子だった。

断薬

本当は4月の早い段階で訪れる予定だった。キートルーダの効用を信用出来ないと思った時点で、真柄医師にアポイントはとっていたのだ。しかし、八王子に出向こうとした矢先に緊急入院してしまったのだった。

標準治療の三本柱の内、手術と放射線治療は不可能。残る抗がん剤治療でも効果が見られないと見切った時点で、秋元さんは代替療法の道を静かに探っていた。奥様が大量に購入してきてくれた本の中で、真柄医師の存在を知った。

「初診は怖かったですね。本の印象では、すごく真面目で厳格な感じがしていましたから」

果たして、真柄医師は厳格そのものだった。緊張で固まる秋元さんに向かって、いきなり切り出した。

「薬を全部やめてください」

「うーん……」

秋元さんは唸った。薬を断って本当に大丈夫なんだろうか？　信用しきれない部分があった。一方で、すぐにでも真柄医師の提言にうなずきたい気持ちもあった。このまま薬漬けの体になったら、退院する日は永遠に来ない気がしていた。

「若い頃も、薬はいっぱい飲んできたんですよ。調子が悪いとすぐに病院に行って、主治医の出す薬がよく効いて、一発で治っていた。治っていたんじゃなくて、症状を抑え込んでいただけなんですよね。何も根本的な解決にはなっていなかったのに」

真柄医師の忠告は、いい機会かもしれない。秋元さんは思い切って断薬に踏み切った。素問八王子クリニックに通院するようになって1カ月半後に、某医療センターで検査を受けた。レントゲンを診た主治医は笑顔で言った。

「左肺がきれいになってます。抗がん剤の効果ですね」

腫瘍マーカーも軒並み正常値に近づいていた。今後も定期検査してもらえる病院を確保しておきたかった秋元さんは、断薬していることも真柄療法のことも、決して言えなかった。

無塩生活

宣告を受けて以降、痛みと息苦しさに耐えるのに精いっぱいで、冷静にものを考える余裕がなかった夫のために、奥様が様々な本を買い込んでいた。

ゲルソン療法やナチュラルハイジーンについての書籍、コリン・キャンベルの『チャイナ・スタディー』（グスコー出版刊）や松田麻美子の『50歳からの超健康革命』（グスコー出版刊）などだ。これらの著作を通して、真柄療法に辿り着いたのだった。

素問八王子クリニックを訪れる前から、つまり渋々受け入れた抗がん剤治療と並行して、秋元さんは書籍をもとに我流の食事療法を実践していた。肉を好み、真夜中のラーメンをこよなく愛した秋元さんは、我流ながら野菜を積極的に摂るなどして食生活を改善していた。

野菜を食べ始めて1カ月後には、薄毛になっていた頭頂部に髪が生えてきた。水虫が治り、明らかに便臭も減った。

やがてミキサーを買い、朝はにんじんジュース、夜は小松菜ジュースを毎日飲み続けた。

そうした上で、真柄医師の初診に臨んでいたのだ。

初診時のナトカリ検査は1.1。

「初回でこの数字ということは、野菜や果物をちゃんと摂っておられたんですね」

真柄医師にほめられ、秋元さんは思わず頬を緩めた。

「でも、がんの方はまだまだ下げなくちゃだめです。0.1以下を目指しましょう。今までよりももっと野菜と果物を摂ってください」

食べるべきもの、食べてはいけないもののリストを手渡された。

「それから、徹底して塩を抜いていきましょう」

減塩ではなく無塩。秋元さんはお酢と豆乳とアボカドで作った、無塩の手作りドレッシングを作るなど、試行錯誤しながら塩分を遠ざけていった。また、減塩・無塩食品の通販サイト『無塩ドットコム』を利用するようにもなった。

「野菜や果物を食べる、というのは簡単でしょ。だって食べればいいんだから。苦労したのは無塩ですよ。だって市場に出回っているもので、塩が入ってないものなんて見つけるほうが大変でしょ。最初は食べるものがなくなってしまった、と思いましたね。でも、自分なりにいろいろ工夫しましたよ」

3週間辛抱したら、舌が慣れて平気になる。真柄医師にそう言われたが、実際には、1カ月ほどで慣れた。

「30代の頃なんて、ギトギトのとんかつを毎週食べていたんですからね。食生活は激変しました。キャンサーギフト（がんからの贈り物）ってやつですかね」

【献立例】

朝

●人参ジュース300㎖
●野菜サラダ
●ゴボウ茶

昼

●ざるそば
●ほうじ茶

夜

●小松菜
●豆乳
●バナナジュース
●野菜サラダ

●古代米
●豆腐で作ったハンバーグ

新たな悩み

２０１６年12月に受けた「余命半年から1年」の宣告。タイムリミットの1年が経とうとしていた２０１７年11月25日。秋元さんは真柄医師にとんでもない相談を持ちかけた。

「先生、走ろうとすると息切れして走れないんです。縄跳びは10回で息切れしてしまうし……どうしたらもっと良くなりますか？」

真柄医師は思わず笑った。

「あのね、あなた余命宣告受けたんでしょう？　走ろうとしたり、縄跳びをしようとしていることが驚異的なんですよ！　わかってますか？　まぁ、お元気で何よりですが」

秋元さんへのインタビューは２０１７年の年末に行われた。待ち合わせの新宿駅南口に、秋元さんは速足で颯爽と現れた。半年前に4リットルの水が溜まり〝このまま逝っちゃったほうが楽だ〟と呻いていた人の足取りとは思えなかった。

　インタビュー時も饒舌に近況を語ってくれた。

「息苦しさはどんどん減っています。体が元気に回復しているのが実感できますね。1カ月くらい前までは口を開けないと眠れなかったんですが、今はもう口を閉じて眠っていると思います。起きたときに口が乾いていないですから。ついこの前も、友達が激励会みたいなものをやってくれまして。1年前に比べると、肌艶が全然違うと言ってくれました。体ってすごいなぁと思いますよ。あれだけ不摂生でいじめ抜いて、がんになって。それでも修正が効くんですから」

　不動産も整理して終活のはずだったが、秋元さんは元気だ。

「断捨離して、いろんな荷が減って身軽になったような感覚です。本当に必要なものや大切なものが何かがわかった。いらないものもわかった。そうすると、おのずと自分の役割というものがわかってきましてね。人生、充実していますよ。心の持ちようが変わった。それがものすごくがんに効いているんだと思いますね。食事療法も大事だけど、一番大事なのは心の持ちようかもしれない。真柄先生もそうおっしゃっていましたから。真柄先生に出会わなかったら、今頃とっくに逝ってるでしょうね。食事療法を徹底して叩き込まれて、危機を脱した。脱したからこそ、心が癒されていった。心が癒されたことで、加速度的に体調が回復していったんですよ」

秋元さんは喋り続けた。呼吸もままならなかった地獄のような日々をくぐり抜け、元気に話せることがたまらなく楽しい様子だった。

「真柄療法はいろんな人に勧めたいです。重症であればあるほど、真柄先生みたいな厳しい方のところへ行くべきだと思います。優しい先生の楽な治療じゃ治りませんから。標準治療ではどうしようもなくて、どこからも見放されてしまった人が最後に駆け込むところかもしれませんね。逆に言えば、追い詰められて必死な人じゃないと、真柄先生の厳しさにはついていけませんよ」

秋元さんはこの後2時間以上、ノンストップで話し続けた。

「本当にがんだったんですか？」

筆者の問いは半分冗談で半分本気だった。秋元さんは笑った。

▼橋本順子さん(仮名)52歳　主婦

浸潤性乳管がんステージⅠの場合

殉じてもいい

「私が30歳の時、母親を乳がんで亡くしました。57歳でした。主治医に〝遺伝があるかもしれないから定期的に検診してください〟と言われていましたから」

橋本さんは医師の言いつけを守り、定期検診を続けてきた。

母親を亡くしてから12年後の2008年、42歳の時、人間ドックで右乳房に小豆大のしこりが見つかった。両乳房の乳腺の硬結、小結節、石灰化などが触診とマンモグラフィで明らかになったが、

「良性だから大丈夫ですよ」

という医師の言葉に胸をなでおろし、その後も年に1回は人間ドックを受け続けた。

２０１２年。46歳の時、浸潤性乳管がんステージⅠを宣告された。それは毎年続けてきた人間ドックが功を奏した早期発見とも言えた。しかしやはり「人一倍気を付けてきたつもりなのに、どうして私が……」と橋本さんをひどく落ち込ませた。

「毎年検診を受けて、そのたびに良性だって言われていたのに……死へのカウントダウンが始まったんだ、と思いました。ステージⅠですけど、いずれ再発して、転移して、死ぬんだと」

脳裏には、母親の壮絶な闘病姿がありありと刻まれていた。

出張先の夫に電話した。

「がんで間違いないみたい……」

夫はその日のうちに書店へ行き、がん関連の書籍を20冊買い込んで家に帰ってきた。

「私、主人に謝らないといけないんです。私のことなんてそんなに興味がないと思っていました。病院の先生の言うとおりにして、それで死んじゃったら仕方がない、って考えているんだろうと。そういう感じの人だと思っていたんです。そしたら本をいっぱい買ってきてくれて……」

がん宣告をきっかけに、妻は夫の本当の気持ちを知った。その優しさに打たれ、涙し、誤解を懺悔した。

夫はすっかり落ち込む妻に寄り添い、本を読み漁った。10数冊を読破した後、強い口調で言った。

「やっぱり、抗がん剤はダメだ」

夫の智也（仮名）さんが橋本さんにそう告げたのには理由があった。買い込んだ20冊に及ぶ本での学びはもちろんあったが、何より義理の母、つまり橋本さんの母親の記憶だった。抗がん剤の副作用でひどく苦しむ姿が、脳裏に焼き付いていた。

「主人の言うことはもっともだと思いました。もしも、たとえ命が縮まったとしても、抗がん剤はやりたくない。生き方も大事だけど、死に方も大事だとも思いました。副作用に苦しんで、臥せって、周りに迷惑をかけたくない。普通に家事をして、働いて、寿命が来たらそれはそれで……いや、もちろん治したいと思っていましたけど……」

抗がん剤以外の治療法を、智也さんは必死に探った。

「あきらめちゃだめだよ！　あきらめたらおしまいだから！」

宣告以来、ずっとうつむいている妻を夫は励まし続けた。橋本さんは改めて深い愛情を知り、これからどんな病院や医師にかかろうと、どんな治療法を選ぼうと、智也さんを信じようと思った。たとえ、間違った道だったとしても、夫が選んだものに殉じてもいい。

そう決意を固めた。

「主人があきらめたときが、私があきらめるときだと思っていました」

手紙に込められた想い

20冊すべてを読破した夫は、妻に1冊の本を差し出した。

「おまえにはこの先生のやり方が合ってると思う」

真柄医師の著作だった。

手渡された本をめくる妻に、夫は言葉を継いだ。

「これで80％は治ったようなもんだ」

智也さんは20冊の中で様々な治療法を知ったが、中でも真柄医師の理論に最も共感を覚えていた。どうしても妻に真柄療法を受けさせたかった。しかし著作を読んでいると、真柄医師が厳格で、ともすると気難しい人なのかもしれない、と不安を覚えた。治す気持ちが薄い患者には「もう来ないでください！」と、ぴしゃりと告げるタイプに思えた。

断られたくない。どうしても妻を診てほしい。やる気を示さなければ、受け入れてくれないかもしれない。妻は気落ちしすぎているから、やる気がないと思われてしまうかもしれない。夫は真柄医師宛に手紙を書いた。


（中略）

どうしても先生に妻の治療をお願いしたく筆をとりました。

（中略）

以前から西洋医学に疑問を感じています。10数年前になりますが、妻の母親をがんで亡くしています。

抗がん剤治療の副作用のひどさを近くで見ていますし、最後に医師の言った言葉が今でも残っています。何とか助かってほしいという我々の願いに対し、レントゲン写真を見ながら逆ギレした様子で、「この状態で何で生きているのかわからない」と言ったのです。まるで壊れた機械を直している感覚に思えてなりません。メンタル面のケアは全くなく、信頼してすべてを任せるという気にはなれません。

（中略）

妻にとって一番必要な事は「精神面の指導」です。人間ドックの再検査で「疑いあり」と言われた日から今まで、大きな不安を抱え、他の病気になってしまいそうです。「がんは比較的やさしい疾患です」という先生の言葉には大変勇気づけられました。

（中略）

真柄医師への手紙と並行して、智也さんは手術に関する手続きも行っていた。真柄医師の著作で紹介されていた板橋中央総合病院の上野貴史医師宛の紹介状をとりつけていた。

しかも智也さんは、クリニックの受付まで手紙を直接持っていった。手渡しで受け取った手紙を真柄医師はその場で読み、笑顔で応えた。

「お気持ちに共感するところが多いです。一緒にしっかりやっていきましょう」

いつかクリニックが

術後、真柄医師の指導による食事療法が始まった。橋本さんがまず最初に取り組んだのは、これまでの食生活の振り返りだった。

「思えば、加工食品をたくさん食べてきましたね。甘いものも大好きでした。お肉を食べれば元気になれると思って食べてきました。毎日お酒を呑んでいた時期もありました……」

ゴミ袋の中に、冷蔵庫の中身を次々と投げつけるようにして捨てていった。

「これも、これも、これも、食べない！」

レトルト、冷凍食品、デザート、そして調味料に至るまで、次々に決別した。45リットル容量のごみ袋が3つパンパンになった。冷蔵庫の中はスカスカになった。

「食べちゃいけないものが、こんなにもあったんだと驚きましたね」

断捨離から始まった食事療法。橋本さんは想像以上に苦しんだ。

「食べちゃいけないものと、食べるべきもの。先生に教わって、理屈ではわかっているんです。でも、今までの習慣をガラリと変えるのは大変でした。正直辛かったです……」

それでも辛さを越えられたのは、家族の絆のおかげだった。橋本さんが食事療法に入る際、智也さんは言った。

「自分も一緒にやるから」

夫の言葉に勇気づけられ、高校生の娘たちの理解と協力も得ることができた。

娘2人には、真柄療法に入る直前に、すべてを伝えた。

「お母さん、がんなの……これから食事が変わるからね。でも、お母さん絶対に治るから」

外出先では夫や子供は好きなものを食べる。しかし、家での食事は橋本さん用のメニューを家族全員で食べる、というルールになった。がんではない夫、子供たちにとっても、これまでと段違いにヘルシーな食生活になる、というのが橋本家の総意だった。

「早く慣れたい。早く体をキレイにしたい」

その一心でがんばった。安全こそが美味しい、と思い込もうとした。そして本当にそう思うようになった。

【献立例】

朝食

●旬のフルーツを3種類ほど

●ナッツ

昼食

●玄米おにぎり

●昆布出汁の野菜スープ

夕食

●玄米

●納豆

●みそ汁（極めて薄味で汁は飲まない）

●野菜サラダ

がんに思い悩んだ際、ストレスで体重が大幅に減った。食事療法を始めて体重は徐々に戻り、現在は増減なし。ずっとキープしている。

「肉を食べなくなって、パワーが出なくなっちゃうかなと心配していたんですけど、そんなことはありませんでした。活力も体重も安定しています」

頭痛が減った。風邪を引かなくなった。イライラすることがなくなった。便秘が解消し、シミが出来づらくなった。仕事での集中力が高まった。そして疲れなくなった。

「市の体力測定があったんです。20代の若い女性から私と同じ世代の50代までの女性が参加していたんですけど、周りがハァハァ息を切らしているんですけど、私はケロッとしていたんです」

橋本さんは自分の肉体年齢の若さに驚いた。

真柄療法は、がんに克つためだけのものではない。健康になるための方法であり、健康な心身を手に入れる過程の中に、がんの克服、その他の生活習慣病の治療や予防が含まれている。

橋本さんはがんに克つという本来の目的を超え、そもそも病気になりづらい健康な心身を手に入れていることに気づいた。

刺絡療法の効果を実感することはない。

「たぶん効いてるんだと思います。冷え性が改善した気がしますから」

術後の抗がん剤治療を一切受けることなく、5年が経過した。再発はない。食事療法にも慣れ、体調もすこぶる良くなった。がんになる以前よりも、はるかに元気だ。

しかし、橋本さんには唯一心配事があった。

「先生がクリニックを閉じてしまったらどうしたらいいんだろう、と。先生は年齢からしたら驚異的にお元気ですけど、これから何十年もお仕事を続けられるわけではないでしょう……」

橋本さんを支えているのは、100%の理解と協力を惜しまない家族、そして厳格な真柄医師の存在だった。

「でも、先生がいつもおっしゃっているように、先生ではなく、私自身が治しているんですよね。だから、いつかクリニックが閉じられても、今までの生活を続けていけばいいんですよね」

橋本さんは自身に言い聞かせるように言った。

後ほど、橋本さんの発言を伝えると、真柄医師は我が意を得たり、といった風にうなずいた。

「その通りです。私が一番うれしい言葉です。医師はあくまで助言者です。がんは患者さんが自分で治すものですから」

卵巣がん腹膜播種の場合

▼森田芳恵さん（仮名）60歳　主婦

嫌な予感

更年期障害？　子宮内膜症が悪化した？　もしかして子宮筋腫？

当時45歳の森田さんは悩んでいた。生理の際の出血量の多さが気になり始め、やがて腹部に膨らみを感じたのだ。

2002年7月。地元の病院を受診し、検査を受けた。左の卵巣に黒い影。

「卵巣がんだと思われます。開けてみないとわかりませんが、悪性の疑いが強いです」

呆然となった。告知を受けた直後は頭が真っ白になり、何も考えられなかった。しかし少しずつ時間が経つにつれ、憤りのような、悲しみのような、心細くて悔しくて、ないまぜの様々な感情が、やがてひとつの大きな疑問符に集約された。

（どうして私が……？？？）

思い当たる節はなかった。下戸のためお酒は呑めないし、煙草も吸わない。甘いものは好きだったが、それも常識の範囲内。食生活がそれほど乱れていたとは思えない。仕事や育児のストレス？　そんなものは多かれ少なかれ、みんな抱えているものじゃない……。開けてみないとわからない、悪性の疑いが強い——医師は確かにそう言った。だったら悪性と決まったわけじゃない。違うかもしれない。いや、やっぱりそうなのかな。でも……祈りとあきらめを交互に繰り返し、森田さんは翌8月に手術当日を迎えた。

がんは卵巣内に留まるステージⅠcだった。幸いにも早期発見と言えたが、転移の可能性を潰すため左右の卵巣と子宮が全摘出された。

「抗がん剤が効きづらいがんですが、やりましょう」

「……はい」

抗がん剤について何の知識も持っていなかった。がんになったら受けるのが当たり前。そう思っていた。

9月に退院後、10月にかけて3回の抗がん剤治療を日帰りで受けた。点滴中は気分が悪くなることはなかった。ベッドに身を横たえ、テレビを見たり、雑誌を読んだ。翌日も体調に変化はなかった。

「なんだ、副作用なんてないのかも」

翌々日。体が鉛のように重く感じた。倦怠感、食欲減退、吐き気が徐々に襲ってきた。

2週間後には髪の毛がバサバサと抜け落ちた。洗髪すると、排水出来ないほどの束が排水溝に真っ黒なふたをした。

二度目の抗がん剤治療後は、一度目に襲われた副作用に加え、ひどい便秘に悩まされた。

「あとになっていろんながん患者さんの話を聞くと、私の場合、副作用は少なかったほうなんだと思います。それでも辛かったですけど」

11月。抗がん剤の効果を調べるため、腹腔鏡によるセカンドルック手術が行なわれた。

「特に異常はありません」

医師の言葉に胸をなで下ろした。転移、再発の可能性は消えたわけではないが、ひとつの区切りだった。

2003年5月末。告知を受けた昨年7月から、もうすぐ1年。定期的に受け続けてきた検査の後、医師が森田さんを呼び止めた。

「もう一度撮らせてください」

嫌な予感がした。そして予感は外れてくれなかった。左傍大動脈リンパ節への転移。

ひとつの記事

「今思えば、〝抗がん剤が効きづらいがんです〟と言われていましたからね。だから〝やっぱりか〟というあきらめに近い感情でした」

腹腔鏡手術の必要に迫られたが、担当医が転院するため森田さんを診ることが出来ないという問題が発生した。

「K市の先生をご紹介します。遠いですけど、すごく上手な先生ですから」

「……確かに遠いですね」

「どうしますか？」

担当医は即答を迫ったが、森田さんは行ったことのない遠方であるところに躊躇していた。しかし、担当医の都合で2～3日で結論を出してくれ、と急かされた。落ち込んでいる時間も、迷っている時間も与えられず、言うとおりにするしか術がなかった。

転移が判明してから1カ月後の2003年7月、森田さんはK市で腹腔鏡手術を受けた。術後に執刀医は手術経過をこんな風に説明した。

「リンパ節はもちろん、腹膜播種もあったので取れるだけ取りました。ただ、全部が取り切れているかどうかはわかりません。ですから抗がん剤をお腹の中に撒いておきました」

森田さんの症状は思いのほか進行していたのだ。

入院中。雑誌を読んでいた森田さんは、ひとつの記事を夢中になって読んだ。腎臓がんを経験した元NHKディレクターの川竹文夫氏（現NPO法人ガンの患者学研究所代表）が、がんについて綴ったものだった。がんは自分で治せるということ、そして抗がん剤の怖さについても書かれてあった。

森田さんは思わず目を見開いた。衝撃的だった。数日前の執刀医の言葉を思い出した。

「抗がん剤をお腹の中に撒いておきました」

思わずお腹に手を当てた。

森田さんが当時の心境を振り返る。

「もう抗がん剤はやりたくない、と思いました。だってあの時私は、もう長くないんだろうと思っていましたから。だったらもう、抗がん剤をやって副作用に苦しむより、QOLを重視して生きていこうと」

ひとつの記事が森田さんの考え方を変えた。それほどの衝撃だった。ただひとつ気がかりだったのは、まだ小学4年生の娘さんのことだった。中学校、高校の卒業式を見守ることが出来るだろうか……。

退院時。

「地元へ帰っても、抗がん剤治療はやってくださいね」

「……はい」

生返事だった。腹膜播種はすべて取り切れているわけではない。そのために手術でお腹の中に抗がん剤も撒いたのだし、手術後も必要。医師の説明は理解できた。理解はできたが、どうにも気が進まなかった。

K市から戻ったものの、すぐには病院へ行かなかった。行けなかった。1カ月後、意を決して地元の病院を訪れた。

「大学病院で、新しい抗がん剤治療を受けることができます。紹介しますよ」

「新しいといっても、副作用はありますよね？」

「まぁ、そうですね」

「効くんですか？」

「それはやってみないとわかりません」

森田さんは返事を保留した。川竹氏の記事の衝撃。その余韻が続いていた。悩み考え抜き、数日後に病院を訪れた。

「抗がん剤はやりません」

医師は怒るでもなく、説教するでもなく、静かに「わかりました」と一言だけ答えた。


抗がん剤はやめた。しかし、何もしないわけにはいかない。でも一体何をすればいいいのか。森田さんは川竹氏の団体が発行する会報誌『いのちの田圃』を購読してみた。がん患者たちの体験談を読み込むうち、自身が今後どうがんに相対していくのか、その方向性が定まってきた。

長生きできるとは思っていない。だったら、体をいじめるのはやめよう。自分の体を信じて、自然治癒力を上げるようなことをしていこう。

免疫、自然治癒力といったキーワードを元に、森田さんはやがて真柄医師を知るに至った。八王子であれば、特急で1本。治療費が高くないのも決め手だった。

やってみてダメだったらやめればいい

２００３年９月。森田さんは開院間もない素問八王子クリニックを訪れた。刺絡療法に感動を覚えた。鍼を受けている最中から、体が火照った。脇の下を汗が伝った。

「効いてる、効いてる、と思いましたから。そうやって自己暗示というか、信じるメンタルの作用もあったと思います。それでもビックリしました」

抗がん剤をやる気はもうなかったが、かといって真柄療法を１００％信じているわけではなかった。しかし鍼の即効性に感動し、信じてみたい気持ちが強まった。森田さんの通院生活が始まった。

この当時、開院間もない真柄医師は試行錯誤の最中にあった。食事療法についても刺絡療法に関しても、勉強を積みながら日々改良改善を重ねていた。その変化について森田さんはこう語る。

「刺絡療法は、最初は寝た状態で受けていたんです。そのうち立って受けたり、座って受けたり。真柄先生もいろいろ研究されていて、どんどんやり方を改良されていたんですね」

森田さんはまた真柄医師の指導により、食事内容も一変させていた。動物性たんぱく質を徹底的に排除し、玄米菜食に徹した。玄米は川竹流。圧力鍋の中にカムカム鍋を入れて炊いた。

そして体が冷えないように気を配った。進藤幸恵氏考案の冷えとり重ね履き靴下を試してみた。イトオテルミー温熱療法も試してみた。そして熱めの湯に入り続けた。この当時、森田さんは図らずも42度のお風呂に10分間、ヒートショックプロテイン入浴法を実践していたのだった。

「高額でもなく、副作用もないものであれば、いろんな代替療法を一度は試してみようと。やってみてダメだったらやめればいいんですから」

【献立例】

基本メニュー

- 玄米
- 旬の野菜の味噌汁
- 生野菜
- 煮物（野菜）

２００２年に卵巣がんが発覚した後、左傍大動脈リンパ節への転移と腹膜播種を経て、２０１８年現在で16年の歳月が流れた。

「こんなに長生きできると思いませんでした。お金をかけずに治せて、ありがたかったです。今は登山を楽しめるほど元気にやってます。本格的なものではなくて、低い山を気の合う仲間とのんびり登っている程度ですけど」

インタビューの最後、森田さんはしみじみと語った。

「抗がん剤や放射線治療というのを、完全に否定はしません。他の方がやろうとするのに反対も出来ません。抗がん剤との相性が良くて、効く人もいるのかもしれませんし。放射線治療もうまくはまる場合もあるのかもしれませんから。

そのへんのことは私は素人だからわかりません。でも、それらはあくまで症状を抑えたり、凌ぐものですよね。ダメージも大きいし、根本的に治るわけではないです。だから私はやりたくなかった。自然治癒力を高めて、自分の体で治さないと根本的な解決にはならないと思います」

▼三島彩さん（仮名）40歳　会社員

乳がんステージⅡaの場合

病名がつかない苦しみ

２０１４年冬。

「痛っ！」

うつ伏せになった際、痛みを覚えたと同時に、胸にごりっとした違和感を感じた。ふと左右の乳房を見比べてみた。右乳首に痒みがあり、そして明らかに硬かった。

「かぶれたのかな……」

かぶれで痒みは説明できても、硬さと違和感に説明はつかなかった。しかし人は痛みに耐えられずに医師を頼ることはあっても、だましだまし過ごせる程度の痒みならば、まず病院へは行かない。三島さんは様子を見ることにした。

2015年4月。

一冬の間に、右乳首の痛みと痒みは増していた。不快感に耐えられず、三島さんはとうとう婦人科を受診した。

「乳腺の不調かなぁと、素人考えですけど……」

「うーん、なんでしょうねぇ」

医師は首を捻るばかりで、答えは出なかった。

その後、数か月おきに6つの病院を回った。婦人科でエコー検査をしてみたが、医師から「何もないですよ」と言われ、漢方薬を処方された。1カ月服用したものの、症状は変わらなかった。

皮膚科にも行ってみたが、ステロイドを渡されただけだった。塗っても塗っても治らなかった。

乳腺外科にも行ってみたが

「特に異常は見つかりません。所見をつけられません」

別のクリニックでは乳腺炎という診断だった。

その他、たいていの診断は判を押したように「ホルモン異常でしょう」だった。生研を希望したが、どの病院でも要望を聞き入れてくれなかった。

会社の健康診断の際にも、そのたびに症状を訴えたが、「わからない」の1点張りだった。

インターネットサーフィンをして、乳がん治療で有名な某病院を訪れてもみたが、何も解決しなかった。

「今思えば、この頃すでに乳がんのステージⅠくらいだったのかもしれないと思います。気のせいかもしれないですけど、思い返せば10年くらい前から右乳首のほうだけブラジャーの内側に付く汗染みが多かった気がします」

三島さんは当時をそう振り返る。

この当時、三島さんはいくつもの病院を回り、出来る限りのことをしていた。それでも手立てがないまま、納得いかないまま、時間だけが過ぎていった。

痒みと痛みは、睡眠を妨げるほど日々悪化していった。浅い眠りの中、痛みや痒みを和らげようと、知らず知らず乳房と乳首を掴んでおり、朝目覚めるとあざになっていた。

また痛みに耐えられずに鎮痛剤を常用するようになり、寝不足を解消するため睡眠導入剤に頼るようにもなった。

「診断がつけば治療に集中することが出来るのに、原因も病名もわからないというのは辛かったです。もうどうしていいかわからなかったですから」

一緒に戦っていこう

そしてまた会社の健康診断の季節が巡ってきた。右乳首の違和感に気づいてから3回目の春だった。例によってマンモグラフィーでは特に異常は検知されなかったが、触診した医師が違和感に気づき、紹介状を書いてくれた。

2017年5月13日。某総合病院で検査を受けた。思いがけない医師の言葉に、三島さんは耳を疑った。

「たぶん、がんだと思います」

いきなりの告知だった。

「確定ではないですから。生研の結果を待ちましょう」

今更の感がある医師のなぐさめに、三島さんはうなだれた。

つい1週間前に付き合い始めた男性がいた。三島さんが告知を受けた日、男性は仕事で海外にいた。遠すぎる距離が心配を増幅させるだけ……国際電話をするのはやめ、帰国を待って、がんであることを伝えた。

「どうする?」

付き合い始めたばかりなんだから、別れるなら今だよ――。三島さんはそんな気持ちだった。39歳。結婚や出産を意識する年齢でのがん。楽しいだけの恋愛をしている時間はなかった。

「一緒に戦っていこう」

それは彼からの実質的なプロポーズでもあった。

10日後の5月23日。生研の結果が出た。

「がんでした」

医師の言葉に、三島さんは肩を落とした。

「どうしたらいいですか?」

うつむく三島さんに、医師は即答した。

「全摘です」

乳腺は放射状に広がっている。乳首だけを部分切除しても再発の可能性が高い、という説明だった。

「しかも初期ではありませんから、全摘したほうがいいです」

三島さんの乳がんはステージⅡaだった。診断のつかないまま、あらゆる病院を彷徨った2年半もの歳月。もっと早くわかっていたら……三島さんは唇を噛んだ。しかし、もう一方で違う感情も沸き起こっていた。

「ある意味、うれしかったんです。やっと原因がわかって、納得がいったんです」

〝異常なし〟と診断され続け、それでも痛くて痒くて、不快感と苦痛だけがずっと続いた。原因不明の生活に終止符が打たれた瞬間でもあったのだ。

「泣いている暇はない、一刻も早く治そうと思いました」

付き合い始めてすぐ、がんである彼女を受け入れ「一緒に戦おう」と言ってくれた彼のためにも――。三島さんは早速動いた。

手術の前にやるべきことがあった。

「受精卵を作るためには入籍が条件です」

術前に卵子を採取しておくために訪れたレディースクリニックで、そう告げられた。生理周期を計算すると、全く時間がなかった。手術日が迫っているため、次の生理まで待つことは出来なかった。

クリニックを訪れたのが金曜日。急いで両親に彼を紹介した。友人たちが婚姻届けを用意してくれるなど協力してくれ、月曜日には入籍。火曜日に、駆け込むようにしてクリニックへ。

「付き合ってから3週間で入籍です。だから私たちは〝がん婚〟なんですよ」

三島さんは笑う。

付き合い始めて間もなくがんになった女性をめとることを決意した彼。がんになった三島さんを心配し、結婚の準備を手伝ってくれた友人たち。三島さんは周囲の思いを力に変え、手術に臨んだ。

暴言

2017年6月。手術は無事成功したものの、術後の治療方針を決めていなかった三島さんは、より多くの実例が知りたいと思った。夜な夜なネットサーフィンをし、数えきれないほどの乳がん系のブログを見た。

そこには、髪が抜け落ち、食欲が落ちて嘔吐を繰り返すなど抗がん剤の副作用に苦しむ人たちのリアルな実情があった。またそれだけ苦しい思いをして副作用に耐えたにも関わらず転移再発している例が多いことに、三島さんは驚き、憂鬱になった。

「私もこうなるのか……そう思うと嫌な気持ちになりました」

会社では、がんであることを公表していた。同僚や先輩たちは「役に立てば」と耳寄りな情報をいろいろ寄せてくれた。

「友達のお父さんが、抗がん剤の副作用で食欲が落ちてしまった、という話も聞きました。口にするもの全部砂の味がしたそうです」

抗がん剤が功を奏した、という話も聞いてみたかった。しかし、

「抗がん剤で治ったという話を周囲で全然聞けませんでした。亡くなっている例ばかりで……」

抗がん剤という術後治療はアリかナシか。三島さんは最終的なジャッジを下すため、40万円以上をかけて、ある検査を試みた。

オンコタイプＤＸ。乳がんの再発に関連する21種類の遺伝子を調べる検査だ。再発の可能性と術後補助療法の治療効果を予測することが出来る。不要な化学療法を避ける上で重要な役割を果たすとして、アメリカでは標準的な検査のひとつとされている。２０１８年現在、日本ではまだ保険適用承認がされていない。

「この検査で、私には抗がん剤が効かないことが判明しました。それで家族とも話し合って、抗がん剤治療はしない、という結論に至りました」

医師は抗がん剤治療という選択肢を外した三島さんに、エストロゲン（乳がんの増殖を促す女性ホルモン）を止めるためのホルモン治療を勧めた。

ホルモン治療をすれば、５年間、閉経しなければならない。術前に受精卵を凍結させておいたが、生理がなくなることは不安だった。治療の影響で二度と生理が来ない例も少なくない。結婚したばかりの39歳。可能性が閉ざされるには若すぎた。

三島さんがそんなことをぼんやり考えていた折、夫は電車の中でスマホで写真を撮っていた。

「こんなのあったんだけど」と帰宅した夫が見せたスマホの写真は、中吊り広告を撮影したものだった。

「それが真柄先生の本だったんです」

三島さんは早速、本を取り寄せた。読み終わると、夫に読ませた。その後、両親や義母と家族で読み渡していった。

家族会議の結果、真柄療法を試してみることになった。

「ただし、ホルモン治療と真柄療法を並行していきたい、という趣旨で真柄先生に問診表を送ったんです」

すると、真柄医師から直接電話がかかってきた。

「化学療法はやめてください。食事と鍼とメンタルの三本柱でやっていける方のみ、受け付けております」

三島さんは迷った。迷った挙句、真柄療法を選んだことを伝えるため、レディースクリニックを訪れた。

「は？　食事療法？　何言ってるの？」

クリニックの医師は強い口調で言った。話し合いというよりは、まるで説教だった。

「日本の最先端医療は、データとエビデンスに基づいているの！　民間療法なんて話にならない！　命が大事じゃないの？」

半泣きで言葉を返す三島さんに、医師は容赦なかった。

「そんなこと言ってるんだったら、うちでは移植しないからね。ホルモン治療しないで民間療法するんだったら、受精卵を持って他を当たって！」

暴言を浴びせられ、三島さんは悔し涙に暮れながらレディースクリニックを後にした。

健康を研究する

２０１７年7月。三島さんは、真柄医師の元へ初診に訪れた。

「治療についての説明が難しくて、私１人で理解できなかったり、聞き漏らしてしまったり、勘違いしちゃいけないと思ったんです。それで夫と母に付いてきてもらいました」

真柄医師の、エビデンスを示しながらの説明は非常にわかりやすかった。3人でじっくり話を聞き、帰宅後も3人で話し合った。そして3人で「やろう」と意見が一致した。

三島さんは早速、真柄式の食事療法に入った。

「真柄先生のところへお世話になる前から、いろんな食事療法の本を読んでいたんです。

本によって主張はバラバラだったんですが、共通しているのは肉食の禁止でした。なのですでに肉食はやめていて、野菜をたくさん食べるように心がけていました」

三島さんは真柄療法に入る前から、食生活を変えようとしていた。

「真柄先生に指導を受けてからは、好きだったお酒も乳製品も一切やめました。いくら好きな物だといっても、命と引き換えには出来ないですから。ただ、塩を抜くというのはショックでしたね。本当に出来るだろうかと不安なスタートでした」

命と引き換えにするものはない――。三島さんは強い意志で食事内容を一変させた。夫も三島さんのメニューに付き合ってくれた。もっとも仕事先での昼食は自由。しかし、家庭内では完全に三島さんと同じメニューだ。

「付き合ってくれて感謝しています。でも、そもそも夫のほうが私よりも健康オタクなんですね。だから食事療法に付き合うのは、自分も健康になれるからいいよ、という考えなんです。ただあんまり寂しそうだと、ごくたまに魚とか肉を出しますけどね」

三島さんは笑う。

「夫婦2人で外食することもあるんですけど、ベジタリアン料理の店を選ぶんです。でも巷のお店は塩も添加物も入っていますから、しょっぱく感じるんです」

真柄療法に入り、無塩生活を送って2週間。舌がかなり敏感になり、外食のわずかな塩分もしょっぱいと感じるまでになった。

【献立例】

朝食

●バナナ1本
●豆乳グルト（キウイやメープルシロップを入れて甘みを出す）
●自家製パン（全粒粉を使用。塩、バター、牛乳は使わない。店で買う場合はライ麦パン）

昼食

職場の近所にある仲の良いカフェの特別メニュー。
●玄米
●野菜プレート（味付けはレモン汁、はちみつ、ビネガー、ペッパー）
●豆乳スープ

夕食

パスタ等。

※トマトパスタ

トマトをまるごと、玉ねぎ、にんにくを炒め、オレガノなどのハーブを入れ、全粒粉のパスタを絡める。

※きのこパスタ

乾燥したポルチーニ茸から出汁をとり、豆乳、ペッパー、玉ねぎ、きのこ（しめじ、エリンギ、舞茸のどれかを気分で）で炒め、全粒粉のパスタを絡める。

ごく一般的な食生活を送る知り合いからは「肉が恋しくないの？」などと聞かれることも多いという。

「食べた時の罪悪感のほうが嫌なので、食べる気は起こりません。だったら、肉の代用品を考えればいいんです。例えばカレーの具材に厚揚げや舞茸を入れると、食感が似ているため肉の代用になります。実は、以前は料理はしませんでしたし、好きではなかったんです。今はもう趣味というか、研究とか実験の域です。美味しかったものを自分で再現するんです。しかも、いかにヘルシーに再現できるかに燃えてます。代用の研究は楽しいですよ。例えばスーパーで、コンソメの成分表示を見て、添加物や塩分を取り除いて、原材料だけに着目します。それでヘルシーな方法でいかに近づけるかに挑むんです」

元々凝り性だという三島さんは、今は料理が楽しくて仕方がないという。

「無塩の十割そばを買って、なめこ、とろろ、海苔、唐辛子なんかをアレンジすると、並みのそば屋さんよりも全然美味しいですよ。麺つゆは既製品だとぶどう糖果糖液糖が入っているから、自分で作ります。出汁パックから出汁をとり、はちみつを加えると、麺つゆの味に近づきます。また、そのつゆで高野豆腐を煮込んでも美味しいんですよ」

ちょっとしたぜいたくがもたらすもの

三島さんは例えば、トマトは通常のトマトよりも200円ほど高い、アメーラトマトなど甘くて美味しいトマトを買う。

「ちょっとしたぜいたくですけど、それだけでも抜群に美味しいパスタになるんです。食材はちょっとだけぜいたくをすると、ぐんと美味しくなります。何よりちょっとしたぜいたくをすることで幸せな気分になりますよね。それで心身の健康を保てるならば、病院代や薬代よりも全然安く済みます。風邪を引いて病院に行って薬を処方されて、2000円はかかります。トマトは数百円ですよ。しかも美味しい。有機、無農薬というのもちょっとしたぜいたくの一種です。体に優しい食べ物にちょっとだけお金をかける。それで健康が保たれるなら、ぜいたくとは言わないかもしれません。すごく有意義なお金の使い道じゃないですか」

フランス料理は元々、野菜が美味しくないために、いろいろ手間暇をかけて調理をしてきた歴史がある、と言われている。逆にナポリのシェフは料理が上手ではない、とも言われる。素材が美味しいため、あまり調理をしないからというのが理由だ。

「日本の野菜はそもそも美味しいから、調理する必要がないですよね。そのままホールフードで食べるのが一番ぜいたくな食べ方なのかもしれません」

真柄療法によって食事を一変させた三島さんは、体調の良さに驚いている。以前は便秘薬が手放せなかったが、真柄療法に入ってからは完全に解消された。

「胃腸が健康だと全身が元気になるんだ、と実感しています。食事をしっかりしているから、睡眠もしっかり取れています。だから風邪を引かなくなりました。以前は蓄膿症に加えてのども弱かったので、月一で風邪を引いていたんですが、今は1年に1回引くか引かないかです。以前は風邪を引いたら、すぐに薬に走っていたんですが、今は紅茶を飲んだり、柿を食べたりして、早めに床に入ります。3日目には完全に回復しています。口唇ヘルペスもすっかり出なくなりました。以前はしょっちゅう、気が付けば出来ているという感じでした。食事を変えてからは一度も出ていません」

健康は美容に直結する。

「肌艶が良くなったね、と職場の人たちから言ってもらえます。女としてはうれしい限りですけど、同じ職場で働いている旦那のほうが〝肌がきれいになった〟って言われているんですよ。ほとんど同じ食生活を送っているからでしょうね。

肉もお酒もやめたので、胃腸ももたれないですし、体重は全然減ってないんですけど、体が軽くなりました」

がんになったからこそ

そもそもなぜ、がんになったのだろうか？　三島さんは過去を振り返り、思い当たることを探った。

「私は元々ミュージシャンでした。お酒と煙草が手放せず、夜行性で、運動もほとんどしていませんでした。不健康でしたね。ただ、私としてはストレスが大きな要因だった気がしています」

人間関係に悩んだ時期が10年近く続いたという。心がすり減り、うつ病と睡眠障害を発症した。

「もうひとつの大きな要因は薬だったと思います」

幼少時からアレルギーと蓄膿に悩まされ、痛みと不快感を抱えてきた。そのため、薬が手放せなかった。

「薬中毒でした。何か調子が悪いと、すぐに薬を飲んでいました。抗生物質や睡眠薬を飲み続けていながら、いつも不安がありました。耐性が出来てしまって、いつか効かなくなるんじゃないかと。結果的にがんになって、断薬することになったので、薬から解放されてホッとしています。変な言い方になりますが、がんにならなかったら、寿命が縮んでいたかもしれないと思うんです。がんになって断薬できて、食生活も一変して、健康になれた。そんな気もしています」

がんになり、がんを越えていくことで、より健康的な生活を手に入れることが出来た、と三島さんは感じている。

▼水谷優香さん（仮名）32歳　主婦

子宮頸がんステージⅠb2の場合

絶対に死なせはしない

異変に気づいたのは、秋が終わりを告げる２０１５年11月の上旬だった。生理が終わった後も、１カ月ほど不正出血が続いた。近所の産婦人科クリニックを訪れた。

「細胞が剥がれ落ちています。すぐに検査しましょう」

医師は迅速に、子宮頸管粘液採取、超音波、細胞診等を行った。

「大きな病院で診てもらったほうがいい。悪性腫瘍かもしれません」

検査結果を告げる医師の言葉に、驚くことも悲しむことも出来なかった。放心状態のまま、某赤十字病院を受診。頭が真っ白なまま、ＭＲＩに臨んだ。その他にどんな検査を受けたのか、水谷さんはほとんど覚えていない。

「この頃の記憶は曖昧なんです。お医者さんがどんなことを言ったのかも、あまり覚えていません。ただ、覚えているのは〝もうダメだ、死んじゃうんだ〟とずっと思っていたってことだけです」

何かの間違いであってほしい――。多くのがん患者が抱く希望を、水谷さんも持った。そしてそれは、医師の説明に打ち砕かれた。

「子宮頸がんの、Ⅰb2期くらいかと思われます」

あぁ、やっぱり私、死んじゃうんだ……。わずかな望みを絶たれ、水谷さんは全身を震わせ、うなだれた。……死にたくないよ。絶対に死にたくない……何も考えられなかった真っ白な頭の中に、はっきりと浮かんだのは、死への恐怖と生への渇望だった。

水谷さんの夫、一郎さん（仮名）は、クリニックで悪性腫瘍の可能性を示唆された直後から、知り合いに話を聞き、ネットを駆使するなどして様々な情報をかき集めていた。

「絶対に治す。絶対に死なせはしない」

一郎さんは愛する妻のために必死だった。

「今はがん患者さんがブログをやっていたりしますから、生の声がわかりますからね。子宮も全摘したほうが再発リスクは少ない、と知り合いにも聞かされていました」

浸潤により子宮を残せないことを医師に告げられた際、夫婦は迷いなく、全摘を受け入れた。絶対に生きる、そのために徹底的に治す、という水谷さんの悲壮な決意。絶対に死なせない、という一郎さんの強い思い。二人三脚で、がんとの闘いに立ち向かう日々が始まった。

手術日まで20日近くの時間があった。水谷さんは家の近所にある治療院で、鍼治療を受けた。夫が集めてくれた本やネット情報を頼りに、自分なりの食事療法も実践してみた。

「いろいろ調べて、リスクの高い手術らしいということがわかったので。万全の体調で手術に臨みたいと思ったんです」

子宮広汎全摘手術はリンパ浮腫、腸閉塞、排尿障害等の危険性を伴う。術後、そういった後遺症に苦しめられる例は少なくない。

水谷さん夫妻は、まるでアスリートのように、ストイックにがんに向かった。出来る限りの準備をし、全力を尽くして勝利を手にしようとしていた。

抗がん剤はやりません

年の瀬が迫る2015年12月17日。子宮広汎全摘手術が行われた。リンパが腫れていたものの、病理検査の結果、転移はなかった。

術後3日目から、水谷さんはリハビリを開始した。4日目には自力排尿が出来たことに胸をなでおろした。

10日後には退院前検診を受けた。医師は病理検査の結果を受け、追加治療の必要性を訴えた。

「血液中にがんが散らばってしまっている状態ですから、放射線と抗がん剤をやったほうがいいです」

医師の説明に、水谷さんはうなずくことも、首を振ることも出来なかった。ひとつの光景が脳裏から離れず、繰り返し繰り返し再生されていた。

入院中、同部屋の隣のベッドの女性が抗がん剤治療中だった。水谷さんと同じく子宮がんで、年齢も近かった。

女性は副作用で毎晩毎晩うなされていた。「痛い」「つらい」「気持ち悪い」「眠れない」と呻き、泣いていた。食事を摂ることも出来ず、歩くことはおろか、ついには自力でベッドから降りることも出来なくなった。そんな状態の女性に、看護師が気を使いながら話していた。

「もう少ししたら毛も抜けてきちゃうんだけど、今はウィッグとか付けまつ毛なんかもイイのがあるから……」

漏れ聞こえてくる隣のベッドの会話。水谷さんは耳を塞ぐ代わりに、布団を頭からかぶった。抗がん剤こわい……やりたくない……。

一郎さんは、妻のがんが判明した時から決めていた。

「本人がやりたいと言っても、絶対にやらせないつもりでした。抗がん剤は体の中に入れてはいけない危険な異物だと思っていましたから」

一郎さんの母親がリウマチだった。大阪のとある鍼灸師による漢方と鍼治療で治った。リウマチが治る——。感動だった。

実母の経験から、一郎さんは術後、水谷さんを大阪の鍼灸師の元へ通わせようと思っていた。

その鍼灸師がホームページで、1人のがん専門医を評価し、推していた。

「真柄？　どんな医者なんだ？」

一郎さんは真柄医師による書籍をすべてアマゾンで取り寄せ、読んでみた。

「この人にかかってみよう」

一郎さんはこうして、妻の退院後の治療方針を、術前から決めていたのだった。

水谷さんもまた、隣のベッドの現実を知り、抗がん剤への恐怖と疑問が渦巻いていた。

「抗がん剤はダメだからね」

一郎さんの言葉にうなずいた。

年明けて2016年1月8日。退院後初めての外来受診。化学療法を勧める医師へ、夫婦の結論を伝えなくてはならなかった。

丁寧な手術をしてくれた執刀医には感謝していた。しかし、水谷さんははっきりと告げた。

「抗がん剤はやりません」

医師の顔がみるみる歪んだ。

「以前、抗がん剤をやらずに免疫治療をやるといった患者さん、亡くなっちゃいましたよ！　そういう代替療法は眉唾ですよ！　いいんですか！　知りませんよ！」

医師の返答は、真柄医師の本に書かれているままのものだった。

腕を振るう

「怖いのかな……？」

「本読んだ感じでは、厳格な先生って感じだよね……」

夫婦はドキドキしながら八王子を訪れた。

「味付けゼロに慣れてください」

初診で、真柄医師は毅然として言った。

「味付けゼロ、ですかぁ……」

水谷さんの口から思わずため息が漏れた。素問八王子クリニックを訪れる前から、食事には気を使っていた。肉は食さず、野菜ジュースを飲んでいた。しかし、それだけでは足りないことを真柄医師は厳しく指摘したのだ。

「無塩です」

真剣に治す気はあるか？　真柄医師のじっと見据えてくる眼力に押された。怖かった。そして怖くなければだめだと思った。怖さがありがたかった。

「素材そのものの味を感じることが出来るようになってください。生で食べてください」

「みなさんは食べやすいように、どんな工夫をしているんでしょうか？」

現在は会社を経営している一郎さんだが、実はかつてフレンチのシェフだった。肉、生クリーム、バターをふんだんに使い、腕を振るってきた。だからこそ真柄医師の指導する食事療法の内容は人一倍ショックだった。料理人のキャリアを否定されたような気にすらなった。

しかし、最愛の妻が元気になることがすべてに優先した。そして元フレンチのシェフというキャリアは、逆に好都合でもあった。レシピさえ聞くことが出来れば、塩も調味料も使わず、生の食材を美味しく食べさせる自信があったからだ。

初診を終えたその日から、本格的な食事療法が始まった。そして一郎さんは、水谷さんと同じ食事を摂っていくことを決めたのだった。

「妻のためもそうですし、僕自身も健康になれますからね。最初は辛かったですよ。妻と一緒に始めて、最初の2カ月で2人とも体重がかなり落ちたんです。それで具合が悪くなってしまった。野菜を口にすると気持ち悪くなってしまって……さすがに心配になって、病院で全部検査してもらったんですけど、至って健康体でした。真柄先生にも聞いたんですよ、肉を食べなくて本当に大丈夫なんですか？　力が出ないんじゃないですか？　って」

するると真柄医師は笑ってこう答えたという。

「筋骨隆々の競走馬は草しか食べてませんよ」

その一言に一郎さんは、何も返すことが出来なかった。

水谷さんも、最初の1カ月は本当に辛かった、という。

「がんになる前は、今よりも20キロ太っていました。がんが判明する3か月前くらいから、急に太りだしたんです。周囲からもどうしたの？　と言われるくらい。そしたら間もなくがんが判明して……」

今まで肉も食べてきたし、牛乳も飲んできた。お酒は大好きで毎日呑んできた。煙草も愛飲していた。仕事で疲れ切り、炊事することも少なかった。深夜にコンビニ弁当を食べたり、それすらも面倒なときはお菓子を食べて済ませていた。睡眠時間も少なかった。
「テレビでも雑誌でも、街を歩いていても、美味しそうなものが目に入れば食べたくなるじゃないですか。イライラしてしまって、食事療法に一緒に取り組んでくれている夫に八つ当たりしてしまって……」
がんでもない一郎さんは、水谷さんと同じ食事を摂りながら、イライラする妻の口を何とか満足させようと、腕を振るった。

【献立例】

朝食

●グリーンスムージー（小松菜をベースに、りんご、レモン、バナナ、パイナップル、チアシード、その他すいかや冬瓜など水分が豊富な旬のもの）

水谷さん「朝はこれだけです。バナナの甘味が効いていて美味しいですよ」

昼食

●生野菜サラダ（ブロッコリー、ブロッコリースプラウト、トマト、きゅうり、レタス、サニー

レタス、セロリ、パプリカ、アボカド、ズッキーニ）
小さめに刻んで、ドレッシング代わりにトマトの汁気をかけて、あえる。
チアシードとフラックスシードとヘンプシードとビタミンB_{12}を補うニュートリショナルイーストをミキサーにかけて粉末にし、サラダにまぶす。

●玄米によるおにぎり
キヌア（スーパーフード）と黒ゴマを玄米と一緒に炊いたものを握り、焼き海苔を巻く。

●おにぎりの代わりに、たまにそば
蒸留水と乾燥昆布をミキサーにかけ、ベースとなる出汁を作る。きのこを蒸気蒸しして、煮汁とともに出汁に入れる。さらに、大根おろし、紫蘇、ミョウガなどを刻んで、出汁の中へ。様々な食材を使ったぜいたくな出汁を十割そばにかけ、ぶっかけで。

夕食

●サラダ（昼食と同じ内容）
●玄米
●納豆

刻み海苔、アオサ、白と黒の摺りごま、きゅうり、大葉、ミョウガ、大根おろし、長ネギ、オクラ、香りのするものを入れると風味で美味しく感じる。また、きのこ、小松菜の茎の蒸気蒸しを乾燥ハーブで香りづけをして、納豆に入れることもある。

おやつ

●ナッツ類

●旬の果物

●手作りのババロア、アイス（牛乳は不使用）

ナッツとベリー類（イチゴなど）をミキサーにかけて冷やすと、ババロアのような状態になる。冷凍庫に入れてアイスクリームのようにすることも出来る。

自分のためだけならあきらめていた

食事療法を開始して2018年で3年目になる。水谷さんは術後の治療としてはもちろん、がんを患う前よりも健康になった体を実感している。

「風邪を全く引かなくなりました。あれだけひどかった、慢性の肩こりや頭痛もなくなりました」

一郎さんもまた、以前よりも活力がみなぎっているという。

「ロキソニンが手放せない偏頭痛持ちだったんですけど、一切なくなりました。今は運送会社をやっていて、毎日力仕事なんですが、社員たちがへばっていても僕は平気ですね。誰よりも元気でスタミナがあります。タニタの体重計で計測したら、今は57キロです。以前は太っていて80キロ近くありましたから、絞れましたね。体脂肪率は6％で、体内年齢は17歳という数値です。驚いてます」

ちなみに32歳の水谷さんの体脂肪率は22％、体内年齢は22歳だという。

実感や主観だけではない。水谷さんは3カ月に1回の定期検診で、この3年間、全く異常が見られない。

「検査を受ける時は今でもちょっとドキドキしますね。がんを告知された病院で検診を受けているので、建物や廊下や診察室を見ると、当時を思い出すんですよ。でも結果が悪かったらどうしよう、という不安は少ないです。ものすごく体調が良くなっていることを実感していますし、健康状態には自信を持っていますから。体がすごく正直になりましたね。

オンオフがはっきりしています。夜になったらスイッチがきれて、もう眠くて、すぐに眠ります。目覚めはいいです。仕事や付き合いで、どうしても外食しなくてはいけないことがあるんですが、味の付いたものを食べると、すごく敏感に反応します。生まれ変わりましたね。違う体を手に入れた感じです。体が敏感になったんですよ。か弱くなったという意味ではなくて、体が軽くなって、五感が研ぎ澄まされたという感覚です」

元気になった水谷さんには、深い感謝を覚えている相手が3人いる。1人目は某赤十字病院だ。

「術後の化学療法を拒否したにも関わらず、その後の定期検診を受け入れてくれているんです。抗がん剤を拒否したりすると、検査もさせてくれない、出入り禁止状態になる、という話をよく耳にします。その点、私は恵まれていると思います」

担当医はいまだ納得はしていないものの、患者の健康状態を見守る義務があると、水谷さんを診察し続けてくれている。考え方や治療方針に違いはあれど、担当医には担当医の正義と責任感があるのだ。

2人目は真柄医師だ。

「自信を持って厳格に指導してくださるので、頼りにしています。今でもやっぱり怖いですけど……」

3人目は何といっても伴侶だ。

「自分のためだけだったら、もういいやってあきらめていたかもしれません。でも、こんなに必死にサポートしてくれる夫のためにもと思えたので、元気になることが出来ました。夫がいろいろ工夫してくれたからこそ、乗り越えられたと思います。私1人だったら、あまりの厳しさに脱落していたかもしれません。周囲から言われます。こんなに恵まれたサポートはない、本当にこの旦那さんでよかったね、と。本当に感謝しています」

水谷さんの言葉を受け、一郎さんは言う。

「絶対に俺が治してやる、と思っていますから」

水谷さんは、自身はもちろん、あれだけひどかった偏頭痛を治した一郎さんを例に挙げ、言う。

「もしも自分ががんになったら、抗がん剤じゃなくて、食事療法をすればいいと思っている人が周囲にいるんです。私がこれだけ元気になった姿を見ているので。それはそれで間違いではないんですけど、そうじゃなくて今、がんじゃない健康な人にも食事は変えてほしいと思うんです。がんになってからの食事療法も大事ですけど、なる前に予防ということでやってほしいですね。そうすれば苦しい思いも怖い思いもしなくて済むんですから」

また、水谷さんは2017年6月に亡くなった元キャスターの小林麻央さんに思いを馳せる。

「若くして亡くなってしまいましたよね。これだけネット社会になっていて、いろんな情報が手に入る時代になっても、もっと生きられる治療法に辿り着けなかったのか、と思ってしまうんです。もしも真柄療法に辿り着いていたら、どうなっていたのかなぁって」

一郎さんが言葉を継ぐ。

「他人様には他人様の考えがあって、治療法もそれぞれで選べばいいと思います。やりたいことやって、食べたいもの食べて〝短命でもいい、好きなようにやって死ぬんだ〟という考え方を否定はしません。ただ本人はそれで良くても、周りが悲しいじゃないですか。健康に天寿を全うするのがいいと個人的には思うんですよね、やっぱり。だから真柄療法を強制は出来ないですけど、勧めたい気持ちはあります」

夫婦には夢がある。

「今はハーブ類の家庭菜園をやっているんですけど、将来的には畑を持ちたいです。自分たちで耕して、採れたてを食べる。こんなぜいたくはないでしょう」

妻が口にする夢に、笑顔でうなずく夫だった。

▼相川博さん(仮名)32歳　会社員

膵神経内分泌腫瘍の場合

膵臓に起こった何か

相川さんが某がんセンターで人間ドックを受けたのは2008年9月の終わりだった。

廊下で女医に呼び止められた。

「MRIが無料で受けられますので、いかがですか?」

「え?」

「……ちょっと膵臓に影があるんですね。気になったもので」

残暑の9月。背中を冷たい汗が流れるのがわかった。

「影って……」

冷房が程よく効いたがんセンターの廊下。ネガティブ思考を自認する相川さんは、突如として滲んだ額の汗をぬぐった。動悸が激しくなっていた。

ＭＲＩの結果を診た医師は、膵のう胞の可能性を指摘した。

「膵のう胞であれば、特に問題はないのですが……」

医師は続いて超音波検査の結果を鑑みて、違う可能性を指摘した。

「腹部超音波で、膵臓の尾部に5.5ミリの腫瘤が認められました」
5.5ミリの腫瘤。それは膵神経内分泌腫瘍か膵内副脾の可能性も示していた。
「膵内副脾というのは、膵臓の内部に脾臓の一部が出来ている、いわゆる一種の奇形です。問題はありません。膵神経内分泌腫瘍となると、ちょっと厄介ですね……」

膵臓にできるがんの９割以上は膵管の細胞に出来る。すなわち膵管がんだが、一般的にはこれを膵臓がんと呼ぶ。

しかし、膵管がん以外の膵臓がんも存在する。膵管内乳頭粘液性腫瘍、膵神経内分泌腫瘍といったものだ。ちなみに膵神経内分泌腫瘍は、膵臓がん全体の２％前後。つまり相川さんは、非常に希少ながんの可能性を指摘されたわけである。

膵臓がん全体の平均５年生存率は５％前後。がんの中でも進行が早く、予後の悪いことが知られている。対して膵神経内分泌腫瘍は39％前後という報告があり、膵管がんなど他の膵臓がんに比べれば、進行が遅いとされてはいる。

しかし数字はあくまで膵臓がんの中でのものであって、全体としてみれば、予断を許さない厳しい部類に入るがんであることに間違いはない。

膵のう胞なのか。膵神経内分泌腫瘍なのか。膵内副脾なのか。いずれにせよ、自分の膵臓に〝何か〟が起こっているという事実に、相川さんは怯えた。

「膵のう胞か、膵内副脾だったらいいんだけど……」

腫瘍性ではない、悪さをしない症状であることを相川さんは祈った。

正式にがん患者になった

膵臓の何らかの異変が判明した人間ドックから1カ月後、相川さんはX線CT検査に臨んだ。医師の一言目を、固唾を飲んで待った。

「膵のう胞ではなさそうです……」

「ああ……そうですか……」

相川さんは思わず肩を落とした。残る可能性は二つ。膵神経内分泌腫瘍なのか、膵内副脾なのか。相川さんは医師の唇をじっと見つめた。

「陰影からして、膵神経内分泌腫瘍の可能性が高いです……」

相川さんは全身をこわばらせた。歯を食いしばり、思わず目を閉じうつむいた。

「膵神経内分泌腫瘍にも良性と悪性とがありまして、どちらなのかはお腹を開けてみないとわからないんですよ」

医師は落ち込む患者に〝良性〟という言葉をかけた。相川さんはすでに、膵神経内分泌腫瘍の良性と悪性についてもネットで調査済みだった。がんセンターやがん研などのサイトには、数字にばらつきはあるものの、50～90％と悪性の割合が高いというデータが示されていた。

いよいよ追い込まれた相川さんを、さらに次の一言が鞭打った。

「……外科に回しましょうか」

検査を担当した放射線科の医師の言葉は、検査段階から治療段階への移行を示していた。

（今日、正式にがん患者になったんだ……）

相川さんの心の中で、何かが壊れた。

廊下を力なく、うつむき歩いた。

「参ったな……」

蛍光灯を反射する無機質な床に、妻の顔が浮かんだ。人間ドックから今日の精密検査までの1カ月間、妻は睡眠をまともに取れないほど心配してくれていた。酷な事実を電話で伝えなくてはならない。それが自分の落ち込みと同じか、それ以上に堪えた。相川さんは絶望的な気持ちでスマホを操作した。

「……検査結果なんだけど」

「……うん」

「……ダメだった」

電話の奥はしばらく無言だった。

親戚関係も何人もがんで倒れていた。相川さんの父親は8人兄弟だったが、そのうちの5人が、がんだった。親戚たちの苦しい闘病生活を見聞きしてきた。

(今度は自分の番なのか……死ぬなら死ぬで、苦しみたくないな)

相川さんはもはや、生きること、治すことではなく、苦しまずに死にたいという思考に陥っていた。

半信半疑〝強〟

妻に辛すぎる電話をかける前、医師は憔悴しきった相川さんに、もうひとつの検査を提案していた。

「膵神経内分泌腫瘍の可能性が高いんですが、膵内副脾の可能性もゼロではありません。造影剤によるＭＲＩでわかるかもしれません」

「はぁ……いつ頃ですか？」

「そうですね……」

医師はパソコンの画面を一瞥し、言った。

「来年の2月ですね」

3カ月以上も先だった。

「ええ！！　そんなに先なんですか？」

「……ええ。空いてないもんですから」

「だって、3カ月もあったら病気が進行しちゃいますよ……」

「……いやぁ。空いてないんですよね……」

気まずそうな医師を見つめながら、相川さんの中にひとつの決意が芽生えていた。

（小さな病院でもいい。距離の近い、親身になってくれる医師に診てもらいたい）

相川さんはこの当時のことを振り返る。

「今となっては、あの3カ月があってよかったですね。自分が今後どう病気と向き合っていくのか、どんな治療をすればいいのかを考える時間だったんですよ。セカンドオピニオンも求められましたから。もしもすぐに検査が出来ていたら、すべてお任せのコースになっていたと思いますから」


思わぬ時間が出来た相川さんは、ネットや書店で調べに調べた。抗がん剤や放射線の効果と弊害。そしていくつかの代替療法について調べていく中で、安保徹教授の存在を知った。

「免疫療法？　うーん、なんか怪しいけど……」

半信半疑ながら、調べを進めていった。免疫療法を実践しているクリニックで、自宅からアクセスのいい場所はどこだろう？　素問八王子クリニックが候補にあがった。

「こんなこと言ったら先生に怒られそうですけど……真柄療法については、半信半疑よりもちょっとましな6：4くらいでした」

相川さんは当時の心境を振り返る。半信半疑〝強〟の心境で、アポイントをとった。

「8時に来てください」

クリニックの診療は9時からのはず。相川さんは首を傾げた。どうして一時間も早く？　混んでいるのかな？　まぁいいか。

当日。相川さんは約束通り8時にクリニックを訪れた。

どちらにせよ、やる

相川さんはまず、膵神経内分泌腫瘍でなく膵内副脾である可能性、つまりがんではない可能性があるかどうかを尋ねた。

「腫瘍マーカーが高くなっていますから、これは間違いなくがんです。しかし当クリニックの治療を受けて翌年2月の造影剤によるＭＲＩ検査を受けたら、がんではなかったと言われるでしょう」

真柄医師はその後、正午までの4時間、他の通院患者を診ながら、行きつ戻りつ熱心に話し続けた。

「診療開始時間を1時間前倒しした理由がわかりました。初診の私に時間を割いてくれるためだったんです」

そして真柄医師の話は、相川さんの疑念を次々に取り払った。

「半信半疑が晴れたというより、話を聞き終える頃には、俺はもう治った、と思えました」

真柄理論は何も目新しい特別なものではなく、人間と病気の原点に立ち返った至極当たり前の理論であることがわかった。不自然な行為を施すからこそ人は病気になり、不自然な治し方をするからこそ病気をこじらせてしまう。相川さんは、真柄理論に納得を越えて感動すら覚えた。「目から鱗」だった。

クリニックを出て家路に就く道中、徐々に不安が募ってきた。真柄医師の言っていることは間違っていないとは思えた。

（でもなぁ……本当に大丈夫なんだろうか？　食べ物なんかで治るのか？　呑気に鍼治療なんてやっていていいのか？　嫌だけど、やっぱり大きな病院に行って標準治療を受けたほうがいいんじゃないか……）

通院を始めてからも、しばらく自問自答は続いた。診察を受ければ「大丈夫だ。このやり方で治せる！」と確信する。家路に就くと不安がよぎってくる。

そんな相川さんの心の揺れを、少しずつ安定させていったのが、他の患者たちだった。真柄療法によって快方に向かっていく事例を目の当たりにするたび、信じる気持ちが疑う気持ちを超えていった。

「がんばってみよう」

がん患者を何より勇気づけるのは、自分と同じ症例、あるいは自分よりも重い人々が元気を取り戻していく事実だ。俺も私も、と続きたくなる。

２００９年2月。３カ月待った造影剤によるＭＲＩ検査が行われた。膵臓の尾部に5.5ミリの腫瘤が認められた。

「膵内副脾の可能性もありますからね」

「じゃあ膵神経内分泌腫瘍じゃないんですね？」

「いやぁ……その可能性も否定は出来ないということで……」

結局、定期的に腫瘤の大きさの変化をＣＴや超音波検査で見守っていく経過観察となった。

真柄医師の言う通りの展開だった。相川さんは、真柄療法を続けていく決意を固めた。食事療法と刺絡療法とメンタルケア。幸い、お金のかかる治療ではない。

あれから10年

相川さんが初診に訪れたのは2008年11月。この当時、真柄医師の食事療法は、ゲルソン療法をベースとしていた。肉、牛乳、卵、魚、油、塩を遠ざけ、野菜、穀物、豆、果物、海藻、きのこを積極的に摂取するというものだ。

「がんにかかる以前はいわゆる普通の食生活を送っていました。肉もチーズも牛乳も、むしろ精がつくと思って、しっかり食べてましたね。酒も好きなほうでした。だから食事療法が始まって、今まで食べていたものが食べられないのは辛かったですね。特に肉を食べられないのは寂しかったです」

我慢出来るか出来ないか、はわかりやすい。相川さんが苦労したのは塩分制限だった。

「塩分を摂らない、というのが難しかったですね。例えば外食をした際に、野菜のメニューを注文したとしても、塩分がゼロということはまずあり得ません。だから外食はそばを食べてました。つゆに塩分が入っていますから、七味を振って」

そばにしても、十割でなければ繋ぎに小麦粉が使用されており、塩も含まれているだろう。相川さんはインタビュー中に何度も「とにかく塩分をカットすることが難しい」と漏らした。

しかし、真柄医師の食事療法は年々厳格化していった。ゲルソン療法をベースにしながら勉強を重ね、コリン・キャンベル博士やコールドウェル・エセルスティン博士といった世界的権威の研究内容を取り込んでいった。

結果、プラントベースでホールフードの有効性を強く訴えるようになっていった。

「通院している数年の間で、真柄先生ご自身がいろいろ勉強なさって、指導内容も変わっていきましたからね。いろいろ食べてはいけないものも増えてきたし、積極的に摂りなさいというものも全部守りましたよ。果物なんかはホールフードで食べてます。みかんも皮ごとかぶり付きます。普通に売っているみかんは表面にワックスが塗られていますから、無農薬無加工のみかんをまとめ買いしています。ブドウもそうですね。皮ごと、種ごと。みんな皮を剥いて食べるでしょう。栄養を捨ててしまって、もったいないなぁと思いますよ」

【献立例】

朝食

旬のフルーツ

昼食

- スーパーなどで売っているカット野菜のセット（ドレッシングなし）
- 食塩が1.5グラム以内に収まる総菜（ホウレン草のおひたしなど）
- 野菜ジュース
- 無塩のナッツ類（かぼちゃの種、アーモンド、カシューナッツなど）

夕食

- ジューサーで作った野菜ジュース（にんじん、小松菜や青梗菜などのアブラナ科の植物）
- サラダ（亜麻仁油をドレッシングとして）
- 食塩が1.5グラム以内に収まる総菜（ホウレン草のおひたしなど）
- みそ汁

- 刺身
- ナッツ類
- 納豆
- たまに玄米、あわ、ひえ

　2013年1月末。経過観察中の相川さんは超音波検査に臨んだ。腫瘤の大きさは前回結果とほぼ変わることがなかった。

　2008年の人間ドックで膵臓の異変が判明してから5年。某がんセンターは経過観察の終了を告げた。しかし相川さんはその後も真柄療法を続けた。

「真柄療法を通して、以前よりも確実に健康になりました。膵臓の異変が判明する数年前から、よく風邪を引いていたんです。風邪が治る前に次の風邪を引くくらい頻繁に。真柄療法に取り組むようになってから一切風邪を引かなくなりました。ここ10年間、一度も引いてないです。食事と鍼が効いて免疫力が上がっているんだと思います」

　インタビューが行われた2018年1月末。人間ドックで膵臓の異変が判明してから10年と3か月が経った。相川さんは「すこぶる健康で元気」だ。

▼鳥越明日香さん（仮名）26歳　OL

乳がんトリプルネガティブの場合

髪が抜けることなんてどうでもいい

２０１８年1月6日。年明け早々インタビューに応じてくださったのは、鳥越明日香さん、26歳。ショートカットの似合うかわいらしい女性だった。学生時代にずっとスポーツに打ち込んできたような、さわやかな佇まいだ。

「スポーツは何かされていたんですか？」

「え？　そう見えますか？」

「ショートがすごくお似合いで、スポーティーな雰囲気の方なので」

「うれしいです。ありがとうございます。でも、スポーツは特にやってこなかったんですよ。髪は抗がん剤で抜けてしまったので、半年かけてやっとここまで伸びたんです」

ハッとした。鳥越さんは筆者の無神経な発言を咎める様子もなく、ごく自然に微笑んでいた。がん闘病の面影を微塵も感じさせない、明るい笑顔だった。

「でも抗がん剤治療の時は、髪が抜けることなんて、どうでもよくなるくらい辛かったので……」

若く明るい女性に、そこまで言わせる抗がん剤の辛さ。鳥越さんは一体どんな過程を経て、輝く笑顔を取り戻すことが出来たのだろうか。

インタビューから遡ること約1年前の2017年1月下旬。鳥越さんは、入浴中に体を洗っていた際、乳房のしこりのような感触が気になった。

「そういえば……」

年明けに職場の健康診断を受けていた。しかし、結果が記された用紙を全く見ていなかった。乳房のしこりが気になったことがきっかけになり、鳥越さんは引き出しの中に埋もれていた用紙を確認した。〝右乳房に腫瘍あり〟の文字。

「え？　なにこれ！」

あわてて病院へ駆け込んだのが2017年2月末。検査結果が出るのは10日後。何とも嫌な期間を、鳥越さんはひたすらネットサーフィンして過ごした。〝乳がん〟というキーワードで広がる情報の世界は無限大だった。

乳がんと言っても様々な種類があることを知った。多くの女性たちの闘病ブログを読んで息を飲んだ。良性という言葉を見つけると、すがりたい気持ちになった。

悶々とした10日間が過ぎ、検査結果を聞くため、病院に出向いた。道中、医師の「良性です」というフレーズを、何度も何度もイメージした。しかし、医師の言葉は正反対のものだった。

「乳がんです」

呼吸を忘れた鳥越さんに、医師は説明を続けた。

「乳がんにもいろいろ種類があるんですが……鳥越さんの場合は、トリプルネガティブというものです」

インターネット上で何度か見かけたキーワードだった。進行が早くて、ホルモン治療が効かなくて、厄介ながん……鳥越さんはトリプルネガティブの概要を知っていた。

●トリプルネガティブ……エストロゲン受容体・プロゲステロン受容体・HER2の3つ（トリプル）のホルモンが腫瘍細胞に発現していない、ネガティブ型の乳がん。乳がん患者全

体の15～20％ほどを占めると言われている。

「そうですか……」

鳥越さんは医師の宣告に一言だけ返した。ネットで、若い女性にトリプルネガティブが増えているという情報を得ていた。（やっぱり、そっかぁ……）嫌な予感が当たった。しかし予感していた分だけ、どうにか精神を持ちこたえることが出来た。

同伴していた母親が、隣でがっくりとうなだれていた。ひどい落ち込みようだった。鳥越さんはその肩にそっと手を置いた。

体が死んでいくのがわかる

「トリプルネガティブはホルモン治療が出来ません。まずは抗がん剤治療をして、そのあとに手術と放射線治療をしましょう」

医師の治療方針に素直にうなずいた。ネットで情報を得ていた通り。覚悟は出来ていた。

「仕方がないんだと思っていました。がんになってしまった以上、抗がん剤に耐えなくちゃいけないんだと」

告知から間を置かずに最初の抗がん剤治療が始まった。投与から3日目、不正出血があり、体が鉛のように重く、だるく、動かなくなった。

「体が死んでいくのがわかりました」

今まで病気らしい病気をしたことがなかった。薬とも縁がなかった。そんな自分がベッドから起き上がることすら出来ない。

「薬に殺されてしまうような感じがしていました」

副作用のつらさは、ネットにさんざん書かれていた。しかし、実際にこれほどのものとは思わなかった。

「抗がん剤投与専用の部屋で治療を受けていました。私のほかにも投与されている人たちがいたんですけど、みんな死にかけているように見えました」

鳥越さんの隣には、8回目の抗がん剤を受ける女性患者がいた。全身がむくみ、歩くことも出来ないほど衰弱していた。

「すごく失礼な言い方なんですけど、私もいずれこうなるんだなぁって。もう私の体に未来はないなぁと思いました」

三度目の抗がん剤治療に入る前のことだった。

「3メートル歩くだけでもヘトヘトになってました」

体調は最悪だった。抗がん剤の副作用による倦怠感に襲われていた。少しでも楽になりたい一心で、オステオパシーの施術院を経営する友人の元を訪ねた。がん患者も来院しており、友人はがんに関する知識は豊富だった。

施術を受け、信じられないほど体が楽になった。抱えていた鉛をおろしたように、軽くなった。

「整体だけでこんなに体が楽になるんだ！」

鳥越さんは感動すら覚えた。自分ががんであることを、家族と職場の直属の上司以外には誰にも言えなかったが、初めてその友人に告白した。じっと話を聞いてくれた友人は、じっと鳥越さんの目を見つめて言った。

「抗がん剤、辛いでしょ」

「うん、辛すぎる」

「やめたほうがいいよ」

「うん、やめるよ」

鳥越さんは即答した。あの日、自分の隣で8回目の抗がん剤を受けていた女性の姿が忘れられなかった。誰かに背中を押してもらうのを待っていたのかもしれない。

「やめる。やめるけど、どうしたらいいの?」

やめることは決めたものの、その後どうしていいのかはわからなかった。友人は来院する1人のがん患者さんのことを話してくれた。その人は食事療法でずいぶん改善しているという。

「その人に会って話を聞いてみたい」

鳥越さんの要望に、友人が間を取り持ってくれた。いざその方に会い、食事療法について尋ねると、

「私は八王子のがん専門クリニックに通っているんです」

真柄医師のことだった。鳥越さんは早速、書籍を手に入れた。『がんを治すのに薬はいらない』(幻冬舎刊)。この頃の鳥越さんの心の叫びがそのままタイトルになったような本をむさぼり読んだ。

「自分より重度の人が治ってるんだから、私もこの方法でいけるかもしれないと思いました。信じてみようと」

やればやっただけ結果が出る

２０１７年５月。鳥越さんは三度目の抗がん剤治療をやめ、真柄医師の元を訪れた。

食事療法の厳しさに驚くと同時に、これまでの自分の食生活にがく然とした。鳥越さんは好き嫌いが多く、生野菜は苦手で食べられなかった。甘いものをこよなく愛していた。

「がんになってからは、母親が減塩、野菜多めの食事を作ってくれています」

鳥越さんが食事内容の改善を伝えると、真柄医師はきっぱりと言った。

「減塩ではなく無塩です。野菜多めではなく、野菜と果物がメインの食生活に切り替えてください」

初診後、鳥越さんは早速、食事内容を劇的に切り替えた。

【献立例】

朝食

●野菜ジュース（りんご、にんじん、赤キャベツ、ブロッコリースプラウト、レモン）

昼食

●旬の生野菜

●旬のフルーツ

夕食

●野菜ジュース

●玄米

●納豆（タレや醤油はなし）

●海苔

●きのこ類（煮る）

「塩を抜く食生活は初めての経験でしたから、最初は驚きました。味気なくて面白くなかったです。でも食べ物こそが薬なんだと言い聞かせてがんばりました。我慢して続けていたら、1カ月くらいで慣れてきました。羽目を外すことは一度もなかったです。一度やってしまうと歯止めが効かない性格だと自覚しているので、徹底しました」

ナトリウムカリウム検査では初診時に2.0だったものが、わずか1週間で0.1まで下降した。

「励みになりました。やればやっただけ結果が出るんだって」

2017年6月末。真柄医師から紹介された板橋中央病院で温存手術を受けた。5日間で退院し、手術後は放射線治療も薬も一切やらず、真柄療法1本に絞った。

7月末の検査で異常はなし。体調は、抗がん剤をやる前の状態に回復した。食事療法はもちろん、刺絡療法でも体が温かくなるのを実感できている。

「自律神経が整ってきているのを感じています。がんになる前から朝が弱くて、全然起きられなかったんですけど、今は目覚めがすっきりしています」

激震の2017年が終わり、年明けの2018年。このインタビューで鳥越さんは、笑顔で言った。

「おかしな話なんですけど、私は子供の頃から自分は早死にすると思っていたんです。おじいちゃんもお父さんも早くに亡くなっているんです。2人とも40代でがんでした。私も長くないだろうって、子供の頃から思っていました。今の夢は長生きすることです。そのために、この先もずっと食事療法は続けていくつもりです」

▼安藤三郎さん85歳／恵子さん80歳　ご夫妻（仮名）
S状結腸がん、腎臓がんの場合

幾多の病を乗り越えて

安藤三郎さんは数々の病気と戦ってきた。30代の頃に判明したのは血友病だった。ある日、転んで足から出血した。血が止まりづらく、仕方なく病院へ行って判明した。血液には13の因子がある。第8因子（凝固因子）が足りないのが血友病だ。止血が効かないため、交通事故や手術の際には大量の輸血を必要とする。1％以下が重症。中等が1～5％。軽症20％。

「普段の生活に支障はありません。スポーツもやっていいですよ」

不幸中の幸いで、軽症という診断だった。

安藤さんは血友病に加え、C型肝炎も患い、60歳の頃にはS状結腸がんに見舞われた。

奥様の恵子さん（仮名）もまた多難だった。

「しゅっちゅう風邪を引くような、もともと体は丈夫じゃないんですよ」

２００２年に左の腎細胞がん、その5年後の２００７年にはS状結腸がんを患った。くしくも夫の三郎さんが14年前にかかったS状結腸。夫婦で同じ部位にがんが出来たのだった。

S状結腸がんの手術後のことだった。医師がこんなことを言った。

「再手術でもう一度腸を切れば、将来的に大腸がんにならないでしょう。ただし、お腹を開けてみて、何でもなかったという結果もあり得ますけれど」

夫婦は思わず顔を見合わせた。

「あやふやな説明でよくわからなかったんです」

問い返しても、医師の説明は理解出来ないものだった。しかし、しきりに再手術を勧めた。もしかして病巣が取り切れなかったのか？　そんな疑いをかけたくなるような展開。不信感を持った夫婦は、医師の申し出を断った。

手術を断ったものの、疑念と不安と後味の悪さが残った。このまま何もしないわけにいかない。三郎さんは本屋でがん関連の書籍を買い込んだ。

「本をたくさん買いましてね。その中に真柄先生の本があったんです。免疫力を高めてがんを治す。真柄先生の書いていることがしっくり来たんですよ」

奥様のがんをきっかけに真柄療法を知り、夫婦は食事に気を使った。肉を食べることをやめ、薄味の食生活に変えた。

以降、恵子さんは80歳になる２０１８年現在に至るまで、風邪を引いた記憶がない。

「鼻がぐしゅぐしゅしたことはありましたけど、昔みたいに熱を出して寝込むようなことは一度もなくなりましたね」

恵子さんは二度のがん闘病を経て真柄療法に出会い、「丈夫になったというか、体質そのものが変わった気がします」と言う。

しかし、三郎さんをまたしてもがんが襲った。

奇妙な一致

2013年。C型肝炎の経過観察目的で行われた腹部超音波検査。左腎のがんが発覚した。

「こんなことがあるものか」

夫婦は奇妙な一致に驚いた。

- ●1993年　三郎さん　S状結腸がん
- ●2002年　恵子さん　左の腎細胞がん
- ●2007年　恵子さん　S状結腸がん
- ●2013年　三郎さん　左の腎細胞がん

三郎さんのがんはステージⅠ。幸いにも早期発見だった。担当医は手術回避の方向を示した。

「80歳という年齢で、血友病もお持ちですから手術のリスクが高いです。この年齢ですと、がんの進行も遅いですから。手術はせず、そのままで」

対して三郎さんが、

「免疫力を高める治療をしたい」

真柄医師のことを伝えると、主治医はホッとした表情を浮かべたという。

2013年6月。発覚から間もなく、三郎さんは素問八王子クリニックを訪れた。

真柄医師は恵子さんを診療した2007年当時よりも、一層厳しい食事療法を指導するようになっていた。

安藤家は指導に従い、すべての調味料を捨てた。三郎さんは笑いながら言う。

「だから我が家には、調味料は一切ないです。塩も味噌も醤油もないですよ」

夫妻はそれまで朝食にはパンを食べていた。

「今は毎日、朝食は餅です。もちろん醤油もきなこも付けません。海苔を巻いて食べています。めったにしませんが、外食する際は寿司ですね。醤油をつけずに、そのまま口へ放り込んでます」

【献立例】

食事内容

- 餅
- 生野菜
- 味付けしない野菜の煮物
- 煮魚

「野菜は無農薬の有機栽培のものを食べてますよ。特にホウレン草やキャベツはよく食べます。たまにお肉を食べたいと思うこともありますけど、いざ目の前に出されると手が出ませんね。せっかく積み上げてきた健康貯金が減っちゃう気がするので」(三郎さん)

三郎さん85歳。恵子さん80歳。現在は夫婦揃って卓球に興じているという。

「昔は夫婦でテニスをやっていたが、歳も歳で走れなくなったんでね。70歳を越えてから、卓球をやり始めたんですよ。でも、やり始めたら、卓球もハードですね。息が切れますよ。でもあんなに楽しいものはないですね」

数々のクラブや同好会に所属し、週3回も汗を流す。

「うちの人、強いんですよ。85歳で60歳の人に勝っちゃうんですよ」

三郎さんが腎臓がんを告知されてから5年が経つ。

「私は元気ですよ。卓球が楽しくて仕方ないですね。いろんな人に真柄療法を勧めましたよ。〝標準治療は対症療法だから、根本から治さないと解決しないよ〟と言って説明するんですけどね。でも、誰も耳を貸してくれないなぁ。まぁ無理強いも出来ませんから。私はね、標準治療というのは他にやることがないから仕方なくやってる対症療法だと思ってるんですよ。やっぱり根本的に治さないと、意味がないですよ」

今現在、腎臓がんはどうなっているのだろうか？

「検査してみないとわかりませんけどね、たぶん消えてるんじゃないですか？　ハッハッハ」

三郎さんは笑い飛ばす。そろそろ検査へ、と思いながら、気が付いたら卓球場へ来ていた……なんてことが今まで多々あったのかもしれない。そしてそれこそが元気の秘訣なのだろう。

▼多田紀子さん（仮名）65歳　主婦……膵臓がんステージⅣの場合

師走

胃に痛みを感じたのは2017年9月中旬のことだった。もともと胃腸が弱く、胸やけもよくあった。

「またか……」

胃薬を飲んだら痛みが消えた。いつものこと。と、胃が治ったかと思えば、今度は腰が痛い。その頃やり始めた仕事では、重いものを持つ機会がままあった。

「とうとう腰に来ちゃったかな」

腰の痛みもまた、いつの間にかうやむやになった。

12月初旬。再び胃が痛んだ。「またか」とはならなかった。多田さんが当時を振り返る。

「言葉でうまく言えないんですけど、とにかく今まで感じてきた痛みとは違ったんです」

これは違う――。すぐに近所のクリニックを訪ねた。内視鏡検査で胃に異常は見られなかった代わりに、血液検査が引っかかった。

「膵臓の数値がちょっと悪いんですよね。エコーもやってみましょうか」

主治医は手際よく、原因を追及していった。

「ちょっと大きな病院で詳しく診てもらったほうがいいかもしれません」

某大学病院へ紹介状を書いた主治医は、エコー画像に腫瘍らしき影を確認していた。

年の瀬迫る12月26日。ＣＴ、ペット検査を受けた。病院が正月休みに入るため、年明けの５日に入院して病理検査を受けることも決まった。そういったあらゆる検査の結果を待たずして、担当医は言った。

「膵臓がんだと思われます」

ステージⅣ。多田さんはしばらく動けなかった。

多田さんがおなかの痛みを感じてクリニックを受診し、大学病院で告知を受けるまでの一連の流れは、師走から年明けの出来事だった。

年末年始。深夜まで大騒ぎしているテレビを尻目に、多田さんはもちろん夫の和也（仮名）さんをはじめ家族はみな、心労のあまり下痢や吐き気に襲われた。

「年明けに検査結果が出るんだし、病理検査を受けるんだし、まだ確定したわけじゃない。まだわからんよ……」

和也さんの励ましにも、多田さんは声も出せず、首を振ることもうなずくことも出来なかった。

何を信じればいいのか

2018年1月5日。多田さんは入院し、病理検査を受けた。その時、和也さんの姿は院内の売店にあった。飲み物のコーナーに差し掛かる前、なにげなく目をとめた本棚。

「普段はゴルフ雑誌くらいしか買わないんですけどね、さすがにこの時は、がん関連の本が目に入りましてね」

1冊の本を手に取った。

『がんは治療困難な特別な病気ではありません』（イースト・プレス刊）。

真柄医師の書籍だった。西洋医学を体現する大学病院の売店に、真柄医師の書籍。なんとも不思議な光景である。この頃、和也さんは標準治療と代替療法の違いも、まして真柄医師のことも知らなかった。ただタイトルに惹きつけられた。

「特別な病気じゃない……!?」

日本人の病気による死因トップ3に長年居座り続ける〝死に至る病〟。和也さんもまたご多分にもれず、そういう認識でいた。すがりたいような気持ち、奇をてらったタイトルだと疑う気持ち。手に取ってまじまじと表紙を眺めながら、様々な思いにとらわれた。

「物は試しか……」

本を書棚に戻さず、レジへ持って行った。

翌6日。年末のペット検査とCTの結果を医師が説明した。

膵臓の30ミリの腫瘍、大動脈周囲のリンパ節転移、遠隔転移。検査結果を聞くまでは、というわずかな希望は打ち砕かれた。

「手術は出来ない状態です」

手術不可という言葉が、さらに多田さんと家族を叩き落とした。

「抗がん剤による治療になりますね」

手術不可に続く、医師の説明は残酷なものだった。何もしなければ3か月、治療をすれば7か月という余命宣告。

つまり、その差4か月のために抗がん剤治療をしましょう、という提案だった。

多田さんと家族は、1秒でも長い人生をとジェムザール点滴にすがるより他はなかった。抗がん剤治療の同意書にサインをする時のことだった。ペンを置いた多田さんと和也さんは耳を疑った。

「ありがとうございます」

医師ははっきりとそう言った。どういう意図だったのかはわからない。よくぞ決断してくださいました、という意味だったのか。診療報酬点数の観点だったのか。とにかく多田夫婦は顔を曇らせた。

医師に悪意はなかったのかもしれない。しかし、命の瀬戸際にいる患者とその家族には医師の言葉がナイフのように突き刺さってくる。

人材不足によって医師1人1人の負担は大きい。その心労は察して余りある。次々に押し寄せてくる患者1人1人に対し、感情移入している余裕も時間もないのかもしれない。であれば、せめて言葉遣いをマニュアル化すべきではないのか。そこにたとえ感情はなくとも、最悪の言葉は避けることができる。

1月11日。ジェムザールが投与された。2時間半の点滴を受けた後、多田さんはひどい便秘に悩まされることになった。

和也さんは苦しむ妻の姿を目の当たりにして、自分もまた苦しんでいた。

「抗がん剤で苦しんで苦しんで最期を迎える……本当にそれでいいのかな……」

和也さんはこの頃、すでに売店で買い求めた真柄医師の書籍を読み終えていた。そして大学病院の医師が話す内容と、書籍で真柄医師が書いている内容が「正反対だといってもいいくらい違っている」ことに驚いてもいた。

抗がん剤をやらなければ死期が早まる。

抗がん剤をやることで死期が早まる。

大学病院の医師も八王子のクリニックの真柄医師も、2人とも医師だ。そして2人の医師は違う病気に対して語っているわけではない。がん、およびその治療法に対する考え方を述べている。なのになぜ、これほどまでに違うのか。

「だから、いったい何を信じればいいんだ！！！」

和也さんはやり場のない怒りと失望に震えた。

笑顔を取り戻すために

すっかり塞ぎ込んだ多田さん。治療方針の葛藤に苦しむ和也さん。息子の秀樹（仮名）さんはインターネットでひたすらに情報をひっかき集めていた。検索する際のキーワードに〝延命〟と打ち込むことは一度もなかった。秀樹さんの脳裏に〝延命〟という考え方そのものがなかった。ひたすら〝治った〟〝消えた〟といったキーワードを検索し、情報を集め続けた。

「抗がん剤で治った、という情報がヒットすることはあまりなくて、食事療法で治った、消えたという情報が意外にあって驚きました。もちろん玉石混交です。眉唾モノだと思える代替療法もありましたけど……」

多田家の家族会議が開かれた。

「何か縁じゃないかな。この先生のところに行ってみないか？」

和也さんの手には、大学病院の売店で手にした〝違う方向性〟を示す1冊の本があった。

当初はショックと心労で本を読むことが出来なかった多田さんも、どうにか読み切った。

「……行ってみようかな」

真柄医師にかかってみる。それは、二度目の抗がん剤治療を拒否することを大学病院側に伝えることを意味していた。

「そうですか。わかりました」

担当医は穏やかにうなずいた。そして続けた。

「そちらの治療をすることになっても、定期的な検査は受けに来てください。もしも、そのやり方（真柄医師の治療）が気に入らなかったり、病院を変えたいと思った際にはご相談に乗ります」

この大学病院側の対応は非常に親切だと言える。抗がん剤治療を断ったり、セカンドオピニオンを匂わせるだけで、患者を〝出入り禁止〟処分にする病院は少なくない。その現状にあって定期検査を快諾し、その後の治療計画の相談にも乗るというのは、非常に良心的である。

1月12日。多田一家は八王子を訪ねた。この当時のことを、多田さんが振り返る。

「一度抗がん剤を受けてしまったことを悔やみましたけど、あのときは知らなかったんだから仕方ありません……真柄先生の話を聞いて、改めて抗がん剤の怖さを知りました。副作用で食欲もなくなって、ベッドから起き上がれなくなってしまったら、もう二度と起き上がれないような気がして……」

1週間後であれ、1年後であれ、10年後であれ、50年後であれ、最期の時が訪れるまで、人間らしく生きていきたい。

多田さんと家族は一言一句を聞き漏らすまいと、真柄医師の説明に耳を傾け、早速食事療法に入った。

【献立例】

朝食

●果物

●玄米

昼食

●玄米
●サラダ
●ひじきの煮物（味付けなし）
●茹でた大豆

夕食

●昼食とほぼ同じ

「食事療法を始めた時は、味付けなしに戸惑いました。これから本当にこういう食事が続くのか、やっていけるのかなぁと。でも、もうこれしかないんですよね。そう思うと、人間出来るんですね。今はもう慣れてきましたよ。炊きたての玄米、美味しいんですよ」

そう言うと多田さんはインタビューで初めて笑顔をみせた。

大学病院からは薬が大量に処方されていた。抗がん剤治療後、多田さんはひどい便秘に悩まされていた。入院中も下剤に頼らざるを得ず、重い体を引きずりながら、ベッドとトイレを何度も往復した。大量の処方箋の中には山ほどの下剤も含まれていた。

「全部やめてください」

きっぱりと断言する真柄医師の迫力の前に（大丈夫かしら……）と後ろ髪を引かれながらも、多田さんは断薬に踏み切った。

食事療法を始めた明くる日に、便秘はものの見事に改善された。

医師はなぜ食物繊維を勧めず、下剤を大量に処方するのだろうか。「何を食べてもいいですよ」と言うのであれば、なぜ「野菜を多めにとれば便秘は改善されますからね」と言わないのだろうか。筆者のような素人には不思議で仕方がない。

多田さんが断薬の際に、便秘と同じかそれ以上に不安だったのが睡眠障害だった。大量に処方された睡眠導入剤を処分することに躊躇した。がん告知以降、莫大なストレスに晒されてきた多田さんは、まともに眠れない日々が続いていたからだ。

「時計の針を見ているんです。4時になっても、6時になっても、明るくなっても眠れなくて……」

しかし、これも間もなく解決した。便秘が解消した次の日から、多田さんは眠ることが出来た。食事療法を始めて明くる日に便秘が解消され、3日目に睡眠障害が解決したのだ。大学病院から処方された大量の薬。わずか3日間で、下剤と睡眠導入剤は不要になった。断薬ではなく、不要になったのだ。

食事、睡眠と来たら。和也さんが笑う。

「次は運動かなと。真柄先生にも運動はしたほうがいい、自分のペースでいいから、激しくなくていいから、トレーニングのつもりでやりなさい、と言われていますから」

息子の秀樹さんも笑顔だ。

「変に病人扱いしちゃうと、本人動こうとしませんからね！」

2人の笑顔に釣られるように、多田さんも笑顔をみせた。悪夢のような年末からずっと笑えなかった多田さんが、笑うようになっていた。

▼田中浩平さん（仮名）46歳　会社員

胆のうがんの場合

青天のへきれき

地元の某総合病院。田中さんは人間ドックを受けていた。エコー検査の結果を告げる医師の言葉に、思わず目を見開いた。

「影があります」

痛みはもちろん、自覚症状は何もなかった。安心を買うための人間ドックで、よもやのつまずき。その後の精密検査の結果で、田中さんは完全に心が折れた。

「開けてみないとはっきりしたことは言えませんが、胆のうがんの疑いが強いです」

エコー検査で影を指摘されてから、胆のうがんについて調べていた。発見しづらく、予後が悪く、転移しやすい、極めて厄介ながん。何かの間違いであってほしいと祈り続けていたが、最も恐れていた展開になってしまった。聞きたくなかった。知りたくなかった。

何もかもなかったことにしたかった。

「青天のへきれきとしか言いようがありませんでした」

晴れ渡った青空に突如として雷鳴が轟いたのは、2012年7月の終わりのことだった。

「自分とは無縁だと思っていました。三大療法すら知りませんでしたから。イメージとしては、がんイコール死でしたよ。怖くて怖くて。毎日怯えていたんですけど、逃げていてもしょうがない、このまま逃げ続けていたら本当に死んでしまうと。それでいろいろ調べました」

本を買い漁り、インターネットサーフィンした。少しずつ知識がついていくにつれ、がんに対する見方が変わっていった。

「告知されたときは、なぜ俺が……がん家系でもないのに……と不思議で仕方がなかったんです。でも、自分の生活を思い返してみると、体に良くないことをずいぶんしてきてしまったんだなぁと」

田中さんは自転車を趣味としていたが、かなり本格的なものだった。高価なロードバイクで、会社までの27キロを50分で通勤していた。汗を大量にかくため、大量の塩分を意図的に摂取し続けていた。

「活性酸素と塩分を食べ続けていたんですね。それなのに睡眠も足りていなかったし。体を痛めることをいっぱいしていたことに気が付きました。だとしたら、ですよ。原因物質を取り除けば治るんじゃないか、と考えたんです。チャレンジしてみようと。理系ならではの考え方ですね」

さらに情報収集していくうちに、真柄医師の本に出会った。標準治療で治らなかった人々が、病院から見捨てられた人々が、食事でがんを治す実例の数々に衝撃を受けた。

「最初は怖いばかりだったんですけど、だんだんと燃えてきたんです。自分の体を使って実験してやろうと。手術しないで治してみたい、という欲が出てきたんです」

田中さんは本で得た知識で真柄療法を自分なりに実践してみることにした。食生活をがらりと変えたのだ。

- 塩分をとらない。
- 肉を食べない。
- 菜食中心。

約1カ月間、田中さんは徹底してみた。すると、驚くべき展開が待っていた。

人体実験

田中さんは告知を受けた某総合病院で、超音波内視鏡検査に臨んだ。

ベテラン医師が若手医師に言った。

「血流はどうなってる？」

血管新生。がん細胞は栄養分をとるために自ら周囲に血管を伸ばす。

「……」

若手医師は答えなかった。言葉を失っていた。

「おい、血流はどうなってるんだ？」

「……ありません」

わずか1カ月で、血流がなくなっていた。がん細胞が栄養を取り込もうとしていない状態。すなわち、がん細胞が活動していないことを示す。

「よっしゃ！」

田中さんは医師たちの前で、思わずガッツポーズをした。その足で外科医の元へ向かった。

田中さんは嬉々として訴えた。

「血流もなくなっているので、切らない方向でいきたいです」

「切らなきゃだめですよ」

外科医は即答した。胆のうポリープで10㎜以上、あるいは広基性病変（粘膜の表面からなだらかに隆起している病変）である場合は、胆のうがんである可能性が高く、手術することが常識化している。田中さんはそれに該当するため、外科医は有無を言わせなかった。

「切らずに治したいんです」

「何を言ってるんですか？」

「食事療法を中心に……」

「どうなっても知りませんよ」

双方譲らず、話し合いは平行線。最後は口喧嘩になった。

「わかるんです。医師にも立場や生活があります。マニュアルと違う方針をとって患者が亡くなってしまえば、責任を追及されてしまう。約束を守っている限り、患者の生死に関わらず、自分の身は保障される。医師の立場も理解できましたから、去りました」

セカンドオピニオンで訪れた銀座のクリニックでも、鼻で笑われた。

「うちにも食事療法をやっている患者さんがいらっしゃったことがありますが、治った方はいませんよ」

あちこちで小馬鹿にされ続け、とうとう地元を追い出される形になった。


2012年8月。田中さんは素問八王子クリニックを訪れた。

「手術しないで治してみたいんです」

地元の医師のみならず、家族にも手術を強く勧められていた田中さんにとって、真柄医師は患者の意思を汲んでくれる最後の砦だと思っていた。

「切れるものは切ったほうがいいです」

真柄医師は即答した。田中さんはあきらめなかった。

「チャレンジしたいんです」

田中さんは、食生活をガラリと変えた1カ月で血流がなくなったことに、確かな手応えと自信を持っていた。真柄医師の元でさらに厳しい指導を実践すれば、根治できると考えていた。

「理系なので、実験とか実証が大好きなんですよ。自分で見聞きしたものしか信じない性格なんです。納得しなければ動かない。真柄療法は納得できたんです。頑固？　ええ、相当な頑固だと思います。誰かの体を借りるわけじゃない。私の体です。私の命、人生です。好きにさせてほしい。そんな気持ちでした。もちろん、遊びじゃないです。やる以上は負けるわけにはいかない。負けはすなわち死ですから。変わり者？　ええ、そうでしょうね」

真柄医師はなかなか首を縦に振らなかった。

「医師としては、手術してください、としか言えません」

「一度チャレンジさせてください。自分の体で検証したいんです。もしも芳しくなければ、手術を受けるつもりです。やれるだけやらせてください！」

真柄医師は思わず苦笑いになった。

「困った人ですね……」

2018年現在、真柄医師は標準治療のうち、抗がん剤治療と放射線治療には反対しているが、手術だけは強く勧めている。切れるものは切ったほうが予後が良い。開院以来の患者データから導き出した、現段階での最終結論だ。しかし、田中さんが手術回避を訴えた2012年当時、真柄医師は患者の意思が強い場合は、患者の決断に委ねていた。

「本当は今、切ったほうがいい。でも、あなたの意思を尊重します。ただし、芳しくないようでしたら、必ず手術してください。それは約束してください」

真柄療法を勧めない理由

田中さんは真柄療法をスタートさせた。三本柱のひとつである刺絡療法に関して、正直に告白する。

「鍼の効果はよくわかりません。体が温かくなってくるとか、そういうわかりやすい実感はないです。きっと、どこかに効いているんだろう、という認識です」

真柄療法を実践している患者は、田中さんのような実感のない人が少なくない。今回19名の方に取材をしたが、ほぼ半々だった。

「味付けをしない食べ物に慣れるまでは、食事療法は本当に辛かったですね。ただ人間は慣れるんですね。今は何の苦もありません」

【献立例】

朝

●果物（バナナやりんごをレギュラーに旬のもの）
●豆乳

昼

●野菜
●きのこ
●大豆

これらを水煮して冷凍しておく。弁当で持っていき、解凍して食べる。会社の昼休みに5年間食べ続けている。

夜

●果物
●野菜

●めかぶ
●豆乳
●ナッツ等

「胆のうがんの告知を受けてから5年経った現在は、ごくたまに、土日に家族と同じものを食べることもあります。ただ、子供たちも塩分控えめの薄味や無加工食品を好むようになりました。高校生ですが、カップラーメンなどは一切食べなくなりましたね」

真柄療法を実践する際、それぞれの家庭の食卓に、おおげさではなく〝革命〟が起こる。患者1人だけが食事療法を実践し、家族がこれまでと全く変わらない食生活を送る、というケースは少ない。

一家総出で食事療法に挑む家庭も珍しくはないし、子供のメニューだけは別に作り、2人で食事療法に取り組む夫婦は多い。あるいは、家庭内では食事療法に基づいた食事を摂り、がんではない夫（もしくは妻）の外食は自由、といった部分的な食生活の共有もある。

田中さん家族の場合も、ジャンクフードが大好きな育ち盛りの高校生が、カップラーメンを一切食べなくなった。10代から薄味や無加工食品に慣れていくことは、彼らの将来にとって、大きな健康貯金になるだろう。

「私が手術を拒否して、自分の体で実験をしたことを話すと、無謀だと言われます。真柄療法を始める際も、家族には言いませんでした。自分の野望を話したらバカだ、と言われるのはわかっていましたから。でも実は、人一倍臆病なんですよ。3カ月に1回は必ずエコー検査をしながら、挑みましたから」

経過観察のひとつの基準である5年が過ぎた。2018年現在、検査で異常は見られない。標準治療をひとつも行うことなく、田中さんは元気に働いている。

「趣味の自転車も、今はゆっくりのんびり楽しんでいます」

この5年の間で、田中さんは叔父をがんで喪った。

「私は助言したんですが、叔父は自分の病気に他人事でした」

会社の同僚は2018年現在、乳がんで闘病中だという。

「私が標準治療をせずに、がんを克服したことを知っている人たちは、私に意見を求めてきます。私はその際、〝食事療法をちゃんとやらないと、治らないよ〟とは言いません。〝食事療法をしっかりやれば、治るよ〟と伝えます。似ていますけど、全然違う意味合いです。

人の生死に関わることですから、積極的には勧められません。私はただ、自分の実体験を嘘をつかずに話すだけです」

田中さんの壮大な〝実験〟は、5年以上経った現在のところ功を奏している。

「医者におんぶにだっこは良くないです。医者の手助けを受けながら、治すのはあくまでも自分です。だから治療の選択は、すべて自己責任です。仕事も家庭も命も全部そうですよね。他人任せにして、他人のせいになんて出来ない。あんたのせいだ、と言いながら死んでしまっては何もならないんですから」

そして田中さんは〝次なる野望〟を付け加えた。

「真柄先生に、もう来なくていいよ、と言われるのが当面の野望です」

▼乳がんステージⅣの場合

富田祥子さん（仮名）50歳　主婦

急転直下

１９９７年10月。

当時29歳だった富田さんは、膀胱炎になったため某労災病院を訪れた。その際、以前から左乳房のしこりが気になっていた。検査結果を診た医師は、細胞診を勧めた。

「先生、ついでに」

「何かあるんですか？」

「わかりません。何かあるかどうかを見つけるためです。問題なければそれでいいんですから」

「はぁ」

医師の見立ては正しかった。細胞診の診断結果は、

「乳がんです」

膀胱炎で訪れた病院。よもやの急転直下だった。富田さんは目を見開き、しばらく無言だった。

「告知を受けた時は、ぽかーんとしてしまって」

恐怖や不安ではなく、まるで強いフラッシュを焚かれたように、頭の中が真っ白になった。

某病院で手術が行われ、左乳房上部4分の1が切除された。

「告知を受けた時は、ただ呆然としていたんですけど、手術をしてやっと、自分はがん患者なんだ、という自覚がわきましたね」

〝がん患者になった〟富田さんは、術後の治療方針を医師から提示された。

「リンパ節も手術で取りきったので、もう大丈夫だと思います。が、念のために」

言われるがままに抗がん剤治療を受けた。

「髪が抜けたり、嘔吐したりというひどい副作用はありませんでした。ただ、体がだるく、皮膚が黒ずんだり、すぐに口内炎になったりはしました」

その後、定期的に検査を受け続け、終息に向かったかに見えた。

乳がんの告知から20年後の、2017年7月。

鎖骨の下にできものが出来たような感覚があった。リンパが腫れたのかと思い、病院へ行くと、思いもよらない診断が下った。

鎖骨と背骨にがんが見つかった。20年前の乳がんと同じ型。つまり、転移だった。ステージⅣ。厳しい段階だった。

「なんで……」

つい3カ月前に、定期健診をクリアしたばかりだった。

「先生、なんで見つけてくれなかったの……」

主治医に泣きついた。

「いっぱい触って確認していたはずなのに……腫瘍マーカーも正常値だったし……申し訳ない」

医師はうなだれ、富田さんは泣き続けた。

あと20年生かしてほしい

「筋肉に入り込んでいるため、手術は出来ません」

富田さんはその言葉で、ステージⅣの意味を改めて知った。

「手術は出来ませんので、抗がん剤治療をやりましょう」

医師の提案に富田さんは首を振った。


「抗がん剤治療は信じていませんでした。念のためにとやった抗がん剤が効かなかったから、転移したわけですから。それに転移した状態で抗がん剤治療を受けたら、がんを倒す前に、自分の体が弱ってしまうと思いました」


富田さんが抗がん剤治療を拒否すると、医師は別案を出した。

「前回使っていないから、ホルモン剤治療が効くかもしれません。やってみましょう」

1カ月ほど服用してみたが、富田さんはもう薬を信用出来なくなっていた。

「薬でがんを叩き潰すという方法を信用出来なくなっていました。体を強くすることでがんを小さくしていく方法のほうがいいではないかと。がんを治すというよりも、付き合っていく。人間はいずれ死ぬんですから、がんで死ぬのも仕方がない。ただ、すぐに死ぬのは嫌ですから、うまく付き合いながら、死期を先に延ばそうという発想ですね。最初にがんにかかったとき当時29歳でしたから、あと20年くらい生きられたら本望だなとその時思いました。そして乳がんの手術から20年後に転移が見つかった。じゃあ、あと20年は生かしてほしいと。そんな風に思いまして」

妻の苦悩を目の当たりにした夫は、インターネットを駆使し、本屋に走って情報を収集した。

「こんな本があった。読んでみるか」

夫が差し出したのは、真柄医師の著作だった。富田さんは真柄理論を読みながら「確かに」と何度もうなずいた。そして思わず苦笑いした。

「先生の本を読みながら、自分の食生活を振り返ってみると、苦笑するしかありませんでした。食べることを控えたほうがいいものや、食べてはいけないと書かれているものが、私ことごとく好物だったんですよ。例えばチーズとかヨーグルトとかの乳製品には目がなかったですし。甘いものも大好きでした」

読み終えると、大きな納得感が得られた。

「体は食べ物で出来ているわけだから、食べ物でしか治せない。当たり前だと思いました」

食べ物のことを中心に、これまで点在していた疑問が1本の線のような答えになり、ことごとく腑に落ちた。

「標準治療をやめて、イチかバチかの代替療法に賭ける、なんていうものではありません。自分の命をイチかバチかには賭けたくありませんから。そうではなくて、先生の言っていることは、何も特別なことや新しい発見ではなくて、すごく当たり前のこととして、受け入れられたんです」

2017年8月。富田さんは素問八王子クリニックへ初診に訪れた。

「医者が治すんじゃなくて、あなた自身が治すんですよ、と言われました。その言葉がすごく響きました」

体に良くて財布に優しい

素問八王子クリニックでは２０１４年7月より、尿中のナトリウムカリウム比検査を実施している。検尿によって塩分の摂取状況がわかる検査だ。普段から塩分の多い生活を送っていると数値は高く、少なければ少ないほど数値は低くなる。真柄医師は無塩を推奨しているため、真柄療法に真面目に取り組んでいる患者は数値が低い。塩分を極限までカットした食生活を送った場合、0.1という数値を割り込む。真柄医師は言う。

「平均値が3.8前後ですから、0.1を割るというのは、相当ストイックに食事療法に取り組んだ証拠です。私は0.1を割り込んだ患者様に敬意を表します」

逆に、塩分たっぷりの食生活を送ってきた人の場合は、より数値が大きくなる。日本人の平均値は3.8前後とされている。

初診時。富田さんの数値は2.5。同伴した旦那様も受けてみたところ、4.5というものだった。富田さんは平均値を下回り、初回としては悪くない数値だった。一方、仕事柄外食が多かった旦那様は、真柄医師が「完全に不合格」を出す数値だった。

富田さんは、夫婦で食事療法に入った。

「これを機に、俺も健康になれたらいいな」

旦那様と一緒に取り組むことは、富田さんにとって心強いことだったろう。ボクサーである夫の減量に、妻や彼女が付き合ってダイエット食を摂るケースがある。過酷なメニューだ。このボクシングのたとえが当てはまるほど、真柄医師の食事指導は、１人だとくじけてしまいかねないほど厳しいものだとも言える。

夫妻は肉や乳製品を遠ざけ、玄米、生野菜、果物をせっせと摂った。味付けは香辛料を使用し、塩は徹底的に抜いた。

「お菓子なんかをやめるのは平気なんですが、煮付けやお味噌汁が食べられないのは寂しかったですね」

初診からわずか2週間後、ナトリウムカリウム比検査で驚くべき結果が出た。

富田さんは0.1以下。旦那さんは0.1だった。

「本当にストイックに試みなければ、決して出せない数値です。お2人とも素晴らしいです」

真柄医師は夫妻を手放しでほめた。

その後も夫妻は、手を抜かずに食事療法を続けた。

【献立例】

朝

●野菜ジュース（バナナ、りんご、レタス、トマト、きゅうり、紫蘇、ブロッコリー、ほうれん草など、その日にキッチンにある食材を使う）

昼（お弁当）

●発芽酵素玄米のおにぎり（味付けはしない。海苔は巻く）

おやつ

●デーツ、イチジクなどのドライフルーツ（砂糖の入っていないもの）

晩

●サニーレタス、きゅうり、カイワレ大根、アボカド、豆苗などを海苔で巻いて食べる。

●昆布出汁でレンコンなどの根菜類を炒める。

「野菜そのものが美味しいということ、サラダが美味しいということがわかりました。以前はドレッシングを味わっていたんですね」

富田さんがしみじみと言う。

「野菜ジュースは、組み合わせによっては、たまに味を失敗してしまいます。アブラナ科やキャベツをたくさん入れると辛くなってしまうんです。試行錯誤ですから、いろんな発見があります。あーこんな味になるんだー、って。おいしーとか、まずいーとか。面白いですよ」

富田さんは笑う。制限された中で、何かを発見する。富田さんはゲームのように、食事療法を楽しんでいたのだ。

富田さんへの取材は、お昼に差し掛かっていた。

「お昼時に申し訳ございません」

筆者が頭を下げると、富田さんはかばんから包みを取り出した。

「おにぎりです。私の分はあるので、よろしかったら食べてみます？」

富田さんは、お弁当として持参していた、玄米のおにぎりを勧めてくれた。

お言葉に甘えて、一口ほおばった。美味しい。てっきり味気ないものを想像していたのだが、思っていたよりも味がする。小豆がアクセントになっていて飽きさせないのだ。

「思っていたより美味しいです」

「でしょう。食事療法も最初のうちは辛かったんですけど、今は慣れましたし、本来の味を発見できる喜びがあるんですよ。味付けもいろいろ工夫したり、楽しいですよ」

辛ければ耐え続けなくてはならない。しかし、楽しんでしまえば強い。当たり前になってしまえばしめたものだ。

しかし、野菜や果物を積極的に摂取する食事療法は心身に好影響を与えても、お財布にはどうなのだろう？　２０１７年12月の取材当時は、悪天候のあおりで葉物野菜が高騰していた。

「収支は全然気になりませんよ。今までさんざん買っていたお肉やお菓子がないわけですから、多少野菜の値段が上がっても、大丈夫です。むしろお財布には優しい食生活になってます。できれば無農薬が望ましいんでしょうけど、オーガニックにこだわり始めると、さすがに高くつきますよね。だから無農薬はたまにです。普段は野菜用の洗剤を使っています」

真柄医師は、

「無農薬に越したことはないが、そこを気にするよりも、とにかく野菜と果物を積極的に摂ることが大切」

と言っている。

そういった事情も踏まえて、改めて富田さんに食事療法におけるデメリットについて尋ねてみた。

「ありません。体に良くて財布に優しいんですから」

体は食べ物で出来ている

２０１７年10月。真柄療法を始めて２カ月後、富田さんは某大学病院で検査を受けた。鎖骨にできた直径4.5センチの腫瘍は、４センチ弱まで縮小していた。富田さんとしては、直径だけではなく、高さも明らかに減っている実感があり、もっと小さくなっているはずだという。

主治医は結果に驚き、嬉々として言った。

「ホルモン剤が効いているんですね」

富田さんは実は処方されたホルモン剤を全く服用していなかった。真柄療法のことも主治医には秘密にしていた。

服薬拒否と代替療法のことが知れれば、病院は受け入れてくれなくなる、と恐れていた。素問八王子クリニックは真柄医師による食事指導と刺絡療法、メンタルケアを行う場所であり、検査環境はない。検査できる機関をどうしても確保しておきたかったのだ。

「それにしても不思議ですね……」

事情を知らない主治医は首をひねった。

「ホルモン剤の影響で、肝臓の数値が悪くなってしまうはずなんだけど……大丈夫ですね……まぁ良いことなんですけどね」

体を治したいのか、傷つけたいのか。がん治療のために肝臓を犠牲にするのは本末転倒だ、と富田さんは考えていた。

「先生、肝臓の数値もいいですし、規則正しい生活も心がけていますので、お薬をやめてもいいですか？」

富田さんの提案に主治医は、

「せっかくお薬が効いているんですから、今やめちゃダメです。せっかく順調なんですから、続けましょう」

富田さんは黙るしかなかった。嘘をついている罪悪感が胸を締め付けたが、やはりその後も、処方されたホルモン剤は服用することはなかった。

真柄療法の三本柱のひとつ、刺絡療法については、富田さんは率直に「わからないし、実感はない」という。きっと効いているんだろう、という認識だ。

「食事が効いているのか、鍼が効いているのか、その両方なのか。とにかく血行が良くなった実感はあります。唇にちゃんと赤みが増したんです。会う人会う人に顔色が良くなった、と言われます。あと、食事療法に付き合ってくれている主人の肌艶が良くなっているんですよ」

富田さんは楽しそうに笑う。

「標準治療の矛盾、特に強い副作用のある抗がん剤の矛盾に、みんなが早く気づいてほしいですね。薬に頼って、薬で付け焼刃的に対処するんじゃなくて、食べ物で治すということに目覚めてほしいです。だって体は食べ物で出来ているわけですから、食べ物でしか治せません。人間は何を食べていけば健康を保てるのか。そこをもっとみんな真剣に考えるべきだと思います。私は今、それを身をもって実感しています。それに……お財布に優しい医療というのも魅力でした。がん治療はどうしてもお金が掛かります。でも、食事を変えるのに、それほどお金はかかりませんから」

▼伊藤早苗さん(仮名)50歳　教師……子宮頸がんステージⅡbの場合

鈍痛

素問八王子クリニックには、莫大な交通費をかけて遠方から通院している患者が少なくない。伊藤さんもその1人だ。

以前は貯金を切り崩しながら、10日に一度のペースで来院していた。快方に向かうにつれて回数は減り、2018年現在は月に一度のペースになっている。

「病気をする前よりも、今のほうが間違いなく元気ですね」

そう言って笑う伊藤さんだが、6年前は辛い日々を送っていた。

2012年5月下旬。お尻の内側に鈍痛があった。痛みを紛らわそうと、腰やお尻をトントン叩いてみたが、痛みは段々と増していった。

当時、不妊治療のために通っていた産婦人科で診てもらうことにした。医師の言葉に耳を疑った。

「詳しく調べてみないとわかりませんが、もしかしたら……」

細胞を採取し、検査結果が出るまでの1週間。家族はがんの疑いが掛かる伊藤さんを「何かの間違いだよ」と励ました。

伊藤さん自身は、「フィフティフィフティ」だった。間違いだと思う気持ちが半分、残念ながらそうかもしれないとあきらめる気持ちが半分。

果たして1週間後、

「子宮頸がんのステージⅡbです」

瞬きを忘れた伊藤さんに、医師は言葉を継ぎ、腸への浸潤の可能性も示唆した。

「仮にすでに腸へ浸潤していた場合は、リンパへも回っている可能性もあります」

伊藤さんの心の闇に「死」という一字がくっきりと浮かび上がった。

怯えと抵抗

がんが発覚する直前まで、伊藤さんは10年にわたって高校の教職にあった。

「今思えば、この10年間で心身がすり減ってしまったんじゃないかと」

伊藤さんは振り返る。


告知を受けた後、死の予感に説得力を与えるかのように、痛みは深刻化した。5センチほどの大きさになっていた腫瘍が腸を圧迫し、夜も眠れないほどに臆部が痛んだ。どう寝返りを打っても、痛みは蛇のように執拗に巻き付いて、離れてくれなかった。

夜な夜な布団の中でもんどり打ちながら、死が近づいてくる恐怖に怯えた。


主治医は手術をすすめた。卵巣と子宮をとることは、不妊治療を続けてきた伊藤さんにとって痛恨の極みだった。さらには膀胱につながる神経を切除しなくてはならず、自発的な排尿が出来なくなる可能性もあった。

伊藤さんは、どうにか手術を避けたかった。腫瘍を切らず、消していく治療法を探し漁った。

「がんになった医師が書いた、抗がん剤は危険だから自分は絶対にやらない、という本を読んだり、いろんな情報を調べました」

書籍を読み込み、資料を集めに集め、全国の病院に問い合わせの電話をかけた。あきらめきれなかった。痛みにうめきながら、インターネットサーフィンを続けた。素問八王子クリニック。真柄医師の著作を取り寄せて読んでみた。

「書かれてあることが、すっと入ってきた。すごく納得できたんです」

豹変

「切らなくてもいいですよ」という医師の言葉を期待して、上京した。人間が持つ自然治癒力によってがんを治す、がんは治る。そう訴えるお医者さんなんだから、言ってくれるはず。

「切らなくてはいけません」

真柄医師は、淡い期待を胸に遠路はるばる訪ねてきた初診の患者に断言した。切ることが出来るものは切ったほうがいい。術後、抗がん剤も放射線もナシでやっていきましょう。真柄療法について懇々と説かれた。

「この先生が切れというんですから、もう切ろうと」

伊藤さんは覚悟を決めた。東京を去り、地元の某病院へ入院した。執刀医は、子宮、卵巣、そして膀胱につながる神経も全部セットで切らなくてはならない、と説明した。命には代えられない。伊藤さんは渋々了承し、手術に臨んだ。手術から3日後、少量ながら自発的に排尿できた。

「涙が出るほどうれしかった」

妊娠は叶わなかったが、ＱＯＬ（クオリティ・オブ・ライフ　生活の質）を保つことが出来た。自力で排尿ができる。今まで当たり前だったことのありがたみに震えた。

担当医が術後の方針を語った。

「抗がん剤治療と放射線治療を開始しましょう。しないとほぼ再発してしまいますからね」

副作用についての説明も当然あった。腸壁からかなり出血することが予想されるため、しばらくは病院からは離れられない状況になる、という趣旨の説明だった。

伊藤さんは自身の考えを伝えた。

「副作用でＱＯＬが下がってしまうことが嫌なんです。副作用にのたうち回りながら生き永らえるなんて耐えられません」

担当医の表情が曇った。伊藤さんは真柄療法についても説明した。素問八王子クリニックで治療を続けながら、こちらの病院で定期的に検査をしてほしい、自己責任でがんばってみたい、と。

伊藤さんの訴えを聞いた主治医は怒鳴った。

「何言ってるんですか！　やらないなんて自殺行為ですよ！」

穏やかな先生が豹変したんです、と伊藤さんは当時を振り返る。

四面楚歌

伊藤さんは涙に暮れた。自分らしく生きたいと願い、必死に考えていることを伝えただけで、なぜ怒鳴られなくてはならないのか。

伊藤さんは担当の看護師に思いを打ち明けた。すると看護師もまた〝何を言ってるの〟という表情を見せ、次第によそよそしくなっていった。術前、居心地の良かった入院環境はがらりと変わり、「四面楚歌のよう」になった。

退院を願い出ても、受け入れてもらえなかった。担当医は担当医で必死だったのだろう。自殺行為をしようとする患者を見放すことは出来ない。彼は彼なりの正義感と義務感で、あるいは大人の事情か。とにかく、伊藤さんの退院を許さなかった。そして外堀を固めようと、伊藤さんの母親と夫に訴えた。

「馬鹿なことはやめさせてください！　奥さん、死んじゃいますよ！」

担当医に説かれた母親と夫は「抗がん剤と放射線やらなくて、本当にいいの？」と弱弱しく、伊藤さんの真意を探った。ところが父親だけは違った。

「おまえの思うようにやってみたらいいじゃないか」

と背中を押してくれた。

「父は幼少の頃、薬の副作用の怖さを教えてくれたことがあったんです。そういう問題意識を持っているタイプなんですね」

結局最後は、追い出されるようにして病院を出た。自発的な排尿を助ける薬を山のように渡された。挙句、

「定期的な検査はうちではしません。再発しても知りません。二度と来ないでください」

絶交を告げられての退院だった。伊藤さんは驚きのあまり涙も出ず、ただ茫然と病院の白い外壁を見上げ、立ち去るしかなかった。

死を恐れてはいけない

手術を終え、再び東京の真柄医師を訪ねた。

「どこかが少しでも痛むとビクビクしてしまう。少し出血すると心配して気を病む。そういう心理がストレスになって、メンタルがどんどんやられてしまいます。死を恐れてはいけない。あなたにも私にも、どんな人にも必ず死は訪れるんですから。死生観をしっかり持ってください」

こんな話をする医師に会ったことはなかった。伊藤さんは、真柄医師と会うたび、意識を改めていった。

「真柄先生と話をしてから、いろいろ本を読んだりもしました。人間はいつか必ず死ぬ、だったら与えられた命を全うしよう。当たり前のことなんですけど、心からそう思えるようになりました。精一杯治療してみよう、真柄先生のところでやれることをやって、それでだめだったら、それはもう仕方がないんだ、と」

真柄医師は例によって厳しい食事制限を強いた。

「生きるか死ぬかの人間にとっては、お安い御用です。全然苦じゃなかった。ましてや抗がん剤の副作用のことを考えれば、全然楽だと思いました。だって副作用がないんですから」

【献立例】

朝食

- 野菜のしぼり汁（スムージーではなく）
- 果物3～4種（りんご、バナナはレギュラー。あと1～2種は旬のもの）

昼食

- 生野菜
- 昆布出汁の煮物
- 玄米のおにぎり

夕食

●野菜スープ（味噌も塩も調味料も入れない、野菜出汁の効いたもの）
●生野菜
●納豆
●玄米

「美味しいんですよ。今まで気が付かなかった野菜や果物の、本来持っている美味しさに感動しました。今までは忙しくて、皮をむいて食べる果物なんて全然食べてこなかったですから。ほぼ毎日、この繰り返しですね。ものすごく元気になりました。体の奥から元気が湧きだしてくるのがわかるんです」

食生活を一新することで、伊藤さんは驚くような体調の良さを実感した。と、同時に性格の変化もあったという。

「体調が良いからなのか、気持ちも前向きになって、すっかり熱血教師になりましたね。一番驚いたのは、イライラしなくなったことです。以前はすぐにカッとなっていました。舌打ちして、目が吊り上がって。でも今は生徒が悪いことをしても、何か理不尽なことが起きても、イライラしないんです。すごく穏やかになりましたね。でも脱力しているというわけではなくて、仕事の意欲はすごく高いんです。やる気がみなぎっています」

食事療法は心にも作用する。腸と脳は密接な関係にある。健康的な食生活によって腸が元気になると、脳にも良い影響を及ぼす。

術後に自発的な排尿が出来たことに喜んだ伊藤さんだったが、やはり不便は感じていた。術後しばらくは尿の出も悪く、便秘にも悩まされていた。しかし、真柄療法を実践していくうち、日に日にスムーズな排泄が出来るようになった。

「鍼治療を受けると、体がほかほかと温かくなってきて、血流が良くなっているのが明らかにわかります。便秘も一気に解消しました」

検査とは何か

「がんを患う前よりも元気になっているかも」

そう言って笑う伊藤さんだが、懸案事項もある。検査をしてくれる病院が見つからないのだ。

様々な病院を訪ねてみるものの、判で押したような答えが返ってきた。

「なぜ手術をした病院で検査しないんですか？」

伊藤さんが事情を話すと、

「じゃあうちでもちょっと……」

と言い淀む。食い下がると、

「では、通院してください。うちで放射線治療を受けるんであれば、検査しましょう」

放射線治療は受けたくない旨を伝えると、

「うちでは検査は出来ません」

伊藤さんは訝しんでいる。

「絶交状態で退院した病院と県内の病院が、裏で繋がっているんじゃないのか。そんな風に勘ぐってしまうんです」

検査を受けられないでいる伊藤さんを、真柄医師は励まし続けた。伊藤さんは徐々に、検査に対する考え方が変わっていった。

「受けられないなら受けないでいいかもしれないな、と。検査を受けたとして、仮に再発がわかったら落ち込みますよね。再発がなかったとしたら、今度は油断して元の食事に戻ってしまうかもしれない。もしも仮に今現在、体のどこかにがんがあったとしても、私は真柄療法を続けていくしかないんだし、がんと共存したっていい、と思っています。私が元気かどうか。それが一番大事なことですから。もっと言えば、検査することで気を病むことはあっても、検査で病気は治りませんからね」

検査で病気は治らない――。確かにそうだ。

今、病院にかかっていない健康な人も、検査をしたら大なり小なり病名がつくものはあるかもしれない。病院通いをしている人でも毎日検査を受けるわけではない。人は〝病気になって治して病気になって治して〟というサイクルを毎日続けているのかもしれない。知らず知らず病気になり、知らず知らず治っているのかもしれない。

だとすれば、そんな毎日にくさびを打ち込むように、抜き打ちテストのように、検査を差し挟んで、結果に一喜一憂するのはどうなのだろうか。

がんに限らず、病気の早期発見という意味において、検査は言うまでもなく非常に大切なものだ。一方で伊藤さんの考え方もうなずける。

私事で恐縮だが、筆者には今年91歳になる祖母がいる。大の病院嫌いだ。

「ばあちゃんなんか検査したら、10個でも20個でも病気、見つかるわ。そんなん知りたない。知らんまま死んでいくほうがええ」

と笑っている。祖母はもう40年以上、病院へ行っていない。その間一度も病気にならなかったわけではないだろう。祖母は〝病気になり、自分で治し、病気になり、自分で治し〟を何十年も続けてきたのだろうと思う。

治療と教育の共通点

がんを遺伝的なものとして悲観したり、気に病むことはない。遺伝子の働きは環境要因で変わる――。真柄療法はエピジェネティクス理論に裏付けられたものだ。伊藤さんは治療を通して、教育に通じるものを学んだという。

「元々頭のいい子悪い子という個人因子ですべてが決まってしまうのならば、教育の意味がありません。環境を整えてあげることで、生徒たちはそれぞれ個性を生かして伸びていくんです。発達障害か否かの診断をつける必要はないんですよ。つけたって意味がない。そもそも100人の生徒に100通りの個性があって、100通りの指導方法があるんですから。1人1人にあった環境因子を整えてあげることに、変わりはないんですから。治療と教育は同じなんですよね。がん細胞は毎日生まれていますよね。それを食事やメンタルや運動といった環境因子によって発病させないようにするんであって」

伊藤さんがこういった考え方に至ったことを知った真柄医師は、

「感動しました」

と何度もうなずいていた。気のせいか涙ぐんでいるようにも見えた。

私を見てください

「以前の私を知っている人は、病気をした後の私、つまり今の私のほうが元気なことに驚いていますね。周囲の人には食事療法を勧めていますよ。職場の方に、ご家族ががんになっている人なんかもいますので。抗がん剤の副作用もなく、食事で改善するんだよ、ＱＯＬも下げないで、私を見てください、こんなに元気ですよ、という風に説明します。周囲に話すべき人がいたら、必ず話します。だって生き延びる方法を知っているのに、言わないというのは罪じゃないですか。勝手に使命感のようなものを持っているのかもしれません。でももちろん強制することは出来ないですから、判断材料のひとつにしてほしいという気持ちですね」

2012年の手術から6年。2018年現在、伊藤さんは元気だ。

「がんになって、治療を通して、感謝することの大切さが身に沁みました。両親が元気でいること、主人が支えてくれること、職場の人に配慮していただいていること。日常的なそういったものへの感謝を忘れないようにしたいです。ついつい当たり前だと思って、感謝もせず、甘えてしまわないように」

取材後記
～患者さんへの取材を終えて～

1年間の取材で19人の方、およびそのご家族が取材を受けてくださった。難病に指定されている全身性エリテマトーデス（膠原病のひとつ）の患者さんお1人、リウマチの患者さんお1人にも話を伺う機会があったが、がん患者さんではないため、掲載は見送った。とは言え、真柄医師が「がんよりも難しい」という膠原病、しかも治療法がないと言われる全身性エリテマトーデス（SLE）が劇的に好転した事例には驚いた。

このお2人を除く17人のがん患者さんのうち、刊行前に2人の患者さんが亡くなられた。

お2人とも快く取材を受けてくださり、「闘病中の方々のお役に立てるなら」という気概で、様々なお話を聞かせてくださった。

貴重な時間をいただき、本当にありがとうございました。そして心より哀悼の意を表します。

また17人のがん患者さんのうち、取材後に通院されなくなった方もおられた。

お元気でいらっしゃることを心より願っております。


諸々の事情により、第二章には14人の方の事例を掲載した。

病状はそれぞれ異なるものの、患者さん方にはいくつかの共通点があった。まず、術後の抗がん剤および放射線治療を断った際の、病院側の対応だ。「うちで標準治療をしないなら検査もダメです」という対応をされた、という報告が実に多かった。中には親切な対応をする病院の事例もあったが、「出入り禁止にされた」と涙ながらに語る患者さんもいらっしゃった。

時に声を荒げ、叱責し、呆れるような態度をとられた、という患者さんも少なくなかった。患者を本当に思いやって心配して、声を荒げる医師もいたのかもしれない。病院側にも独自のルールや言い分があるのかもしれない。しかし、がんで心身が弱っている患者さんに対して、もう少し穏やかな言葉や態度は選べなかったものだろうか。標準治療と代替療法が相容れないのは仕方がない。それにしても、患者さんに対してもう少し優しい言葉で諭すことは出来なかっただろうか。患者さんの選択の理由に耳を傾け、感情的にならずに話し合うことは出来なかっただろうか。

患者さんたちの共通点はまだあった。私は取材の最後に決まって「なぜこんなに元気になれたのか？　がんを克服するうえで一番大事なことは何か？」といった質問をしてきたのだが、その返答が例外なく「気持ち」だった。さらには真柄医師もまた「強い気持ちです」と患者さんと同じ返答をした。

私はそれぞれ違う答えが返ってくるものと思っていただけに、揃って同じ返答というのは驚いた。手術でも食事療法でも刺絡療法でもなく、メンタルこそが闘病における最大の武器だと、みなさんが断言したのだ。

がんの影に怯えながらも、勇気を奮い立たせて標準治療と決別し、厳しい食事療法を耐え抜いてきた患者さんたちは、気持ちの強い方ばかりだった。「絶対に治す」という強い気概を持っていた。かといって修行僧のような緊張感を漂わせているのではなく、ほとんどの方が明るかった。みなさんよくお笑いになった。にこやかに何でも答えてくださった。自らが辛い思いをしているゆえか、温和で優しい方たちばかりだった。その笑顔の下に強い闘志の芯が一本通っているような感じだった。

心の持ち方を変えることで、遺伝子の働きを変えることができる。エピジェネティクス理論を目の当たりにしたような気持ちになった。

あとがき
～もしも私が、がんにかかったら～

この稿を書いている2018年10月。がんに関する大ニュースが日本中、いや世界中を駆け巡った。京都大学の本庶佑特別教授が、米テキサス大MDアンダーソンがんセンターのジェームズ・アリソン教授と共にノーベル医学生理学賞を受賞したというニュースだ。免疫をがんの治療に生かす手がかりが発見されたことで新しいタイプの治療薬の開発につながり、がん治療に革命をもたらすことが期待される、という論調が多かった。

がん治療は従来、手術、放射線、抗がん剤が中心だったが、免疫でがんを治すという第4の道を開いた、とも報じられていた。

真柄医師にこの話題を振れば、きっと「期待してはいませんが、少しでも患者さんのためになる情報があればいいですね」と答える気がする。

以前私が、米国立保健研究所（ＮＩＨ）主任研究員の小林久隆医師が考案した光免疫療法（近赤外光を利用してがん細胞だけをピンポイントで破壊しようとする新たな治療法）

について興奮気味に尋ねた際も「〝新たな治療法〟というのは、これまでも何度もありましたね。過剰な期待は禁物です。患者さんのマイナスになるようなことがなければ、それでいい」と答えた。

新薬や新治療法の開発という話題に対して、真柄医師は至って冷静だ。研究は研究者に任せる。臨床医である自分は現時点でのベストな方法で患者さんと向き合い、1人でも多くの患者の助けになる。そんなスタンスなのだろう。そして本当に期待していない。こんなことを言っていたのを思い出す

「新薬や新開発というのは、対症療法の話です。出来たがんをいかに潰すか、その際の副作用をどれだけ減らせるか、というものです。でも対症療法では解決しない。再発、転移があるからです。がん治療において最も重要なのは、術後の再発をゼロに近づけることです。そもそも、がんにかからなくすること。私が生涯をかけて取り組んでいるのは、根本治療です」

1年間の取材を通して、真柄医師の療法、考え方、方針を探った。真柄療法は副作用がない。費用も少ない。何より患者さんへの取材によって治療実績が嘘ではないことがわ

かった。もちろん、すべての患者さんが助かっているわけではないが、それにしてもこんなに治るものか、と驚いた。

私はこの1年で食生活を見直した。牛乳をやめ、お菓子をやめた。清涼飲料水も全く飲まなくなった。たいてい水か麦茶だ。仕事の付き合いで食事することも多いから、肉は食べる。でもかなり減った。妻は結婚当初から減塩で野菜たっぷりの手料理を作ってくれているが、私はさらに野菜と果物の摂取量を増やした。以前の3倍ほど食べている気がする。

すると風邪を引かなくなった。以前は年に3～4回は引き、扁桃炎で39度を超える高熱を年に1回は必ず出していたのが、この1年間全くなくなった。

仕事柄徹夜をするのだが、疲労度が以前とは全く違う。明らかにタフになった自覚がある。徹夜明けに襲われることが多々あった頭痛や下痢が全くなくなった。

中年太りが解消し、体が軽くなった。階段で息切れすることもなくなったし、終電に猛ダッシュできるようにもなった。そのおかげで1年間、タクシーに乗っていない。

よく笑うようになった。いや、笑うように仕向けた。くよくよせず、楽観的に考えるように意識した。以前よりも落ち着いて仕事に取り組めるようになった。本来、短気でせっかちでドジなのだが、かなりマシになった気がする。

私は真柄医師に洗脳されたわけでもないし、提灯記事を書いたわけでもない。忖度なく、取材した内容をそのままストレートに書いたつもりだ。

私は取材の途中、真柄医師に告げたことがあった。

「真柄先生のために書いていません。がんに苦しむ患者さんやそのご家族に、ほんの少しでも参考になることがあればと思って書いています。もっと正直に言えば、僕や家族がもしもがんになったらどうすればいいか。自分と自分の周囲の人のために書いています」

真柄医師はこう返答した。

「もちろん、それでいいです。お互いに嘘さえなければ、何を書いてもらっても構いません。感じたままに書いてください」

真柄医師は何も目新しいことは言っていなかった。体に良いことをしよう。悪いことは避けよう。根本的に治そう。そもそもがんにならない体を作ろう。真柄療法は実にシンプルだ。

人の体は食べ物によって出来ている。食べ物が体調や病気の行方を左右する。だから食べ物について熟慮し、細心の注意を払う。言われてみれば当然のことだ。小学校高学年でもわかる理屈を、なぜ日本の医師たちは軽視するのだろう。

私は取材中、知り合いの9人の医療従事者とそれぞれ、食事とがんの関係性について話をした。医師1人、薬剤師1人とはそれぞれ議論になった。お互いに知っていることと知らないことがあり、意見も割れた。それぞれに信じているものがあった。例えば肉や牛乳は体にいいのか悪いのか、というような話だ。

残りの7人とは議論にならなかった。エピジェネティクスもファイトケミカルも全く知らなかった。知っている上で賛否が出るのは歓迎だが、そもそもプロの医療従事者が、こういった用語を知らないというのは相当まずいのではないか。

もしもこの本を彼らが読んだら怒るかもしれない。もしかしたら縁が切れるかもしれない。だとすれば、そこまでの縁だったのだから仕方がないと思っている。

勉強した上で意見の対立があってほしい。現に食事療法については、様々な書籍が出版されている。それぞれ主張が違っていて、読者は迷ってしまうだろう。しかし、その規模が小さすぎる。もっと論争が起こっていいのだ。

食事療法に限らず、真柄医師よりも明確な主張があり、エビデンスに基づく正確な情報が示され、何より抜群の治療実績を出すことが出来る医師や研究者を今後知ることが出来たら、私はまた取材に向かいたい。

例えば肉や牛乳といった動物性食品の是非について。今回、真柄医師の主張や論理に「なるほど」と思ったが、違う主張をする医師に取材した場合も「なるほど」と思うかもしれない。私は専門家ではなく一般市民だから、正誤をジャッジすることはできないのだ。だからこそ患者さん方に直接話を聞きたかった。専門家でない一般市民にとって、唯一の判断基準は治療実績しかない。私がもしもがんになったら。現時点では、こう考えている。手術は受けるが、抗がん剤も放射線もやらない。

ただし、真柄医師と意見を異にするところはある。私は今後の新薬や新治療に期待している。真柄医師は「薬を化学合成して作っている限り、副作用のない薬は今後も絶対に出来ない」と断言しているが、私は信じたいのだ。素人ゆえに希望は捨てたくない。もしも一定以上の効果を収め、なおかつ副作用が劇的に少ない新薬が出来たら、もしも正常な細胞を極力破壊しない新治療が生まれたら、私は頼る。助かりたいし、治したいのだ。最新技術の恩恵を受けた上で、真柄医師の教えを守っていきたい。対症療法で急場を凌ぎ、根本治療で治す、二度とがんにならない体を作る。西洋医学と東洋医学のいいとこ取り。治すためにベストを尽くしたい、と心から思う。これはあくまで取材を通して下した、私個人の現段階での考えだ。読者様方には、それぞれご自分でお考えいただき、判断していただきたい。様々な治療法を模索するうえで、本書が少しでもお役に立てることがあればと心から思う。

最後になりましたが、この場を借りて、取材を快く受けてくださった患者様方に厚く御礼申し上げます。

今まさにこの瞬間、告知を受けた方。今日、闘病生活が始まった方。そのご家族、ご友人。世界中にがんと向き合う方々がいらっしゃいます。標準治療、代替療法、どんな選択をするかは当然ながらご本人次第です。

しかしいずれの治療法を選んだとしても、今回取材を受けてくださった皆様のような〝絶対に治すという強い気持ち〟は不可欠なものだと確信しています。

日本全国の読者様、患者様、患者様の御家族、御友人のもとへ、取材させていただいた方々の〝強い気持ち〟が響くことを願っております。

２０１８年10月末日

中大輔

おもな参考文献

『チャイナ・スタディー　葬られた「第二のマクガバン報告」』
(T・コリン・キャンベル著／トーマス・M・キャンベル著／松田麻美子訳／グスコー出版)
『思考のすごい力　心はいかにして細胞をコントロールするか』
(ブルース・リプトン著／西尾香苗訳／PHP研究所)
『笑いと治癒力』(ノーマン・カズンズ著／松田銑訳／岩波現代文庫)
『食事のせいで、死なないために［病気別編］　もっとも危ない15の死因からあなたを守る、最強の栄養学』
(マイケル・グレガー著／ジーン・ストーン著／神崎朗子訳／NHK出版)
『食事のせいで、死なないために［食材別編］スーパーフードと最新科学であなたを守る、最強の栄養学』
(マイケル・グレガー著／ジーン・ストーン著／神崎朗子訳／NHK出版)
『がん　生と死の謎に挑む』(立花隆著／NHKスペシャル班著／文藝春秋)
『細胞から若返る!　テロメア・エフェクト　健康長寿のための最強プログラム』
(エリザベス・ブラックバーン著／エリッサ・エペル著／森内薫訳／NHK出版)
『脳ストレスが消える生き方』(有田秀穂著／サンマーク出版)
『がんが自然に治る生き方――余命宣告から「劇的な寛解」に至った人たちが実践している9つのこと』
(ケリー・ターナー著／長田美穂訳／プレジデント社)
『心臓病は食生活で治す』(C・B・エセルスティン著／松田麻美子訳／角川学芸出版)
『「フォークス・オーバー・ナイブス」に学ぶ超医食革命』
(松田麻美子監修／ジーン・ストーン編集／大島豊訳／グスコー出版)
『乳がんと牛乳　がん細胞はなぜ消えたのか』(ジェイン・プラント著　佐藤章夫訳　径書房刊)
『がんは治療困難な特別な病気ではありません!』(真柄俊一著／イースト・プレス)
『食は現代医療を超えた』(真柄俊一著／現代書林)
『遺伝子群の働きを正常化すれば、がんは治せる』(真柄俊一著／現代書林)
『がんを治すのに薬はいらない』(真柄俊一著／幻冬舎)
『がん、自然治癒力のバカ力』(真柄俊一著／現代書林)
『がんを治す「仕組み」はあなたの体のなかにある』(真柄俊一著／現代書林)

中 大輔 Daisuke Naka

1975年岐阜県生まれ。日本大学法学部新聞学科卒。雑誌記者、書籍構成、漫画原作等を経て、2015年に『延長50回の絆～中京vs崇徳 球史に刻まれた死闘の全貌～』（竹書房）で作家デビュー。著書に『たった17人の甲子園～背番号18が支えた小豆島高校、奇跡の快進撃～』（竹書房）、『永遠の野球少年～古希野球に命を懸ける70代の“球児”たち～』（同社）がある。

がんが食事で消えた

代替療法否定論者の私を変えた
がん患者への取材記録

2018年12月21日初版第一刷発行
2021年12月17日　第四刷発行

著者　中 大輔
発行人　松本卓也
発行所　株式会社ユサブル
〒103-0014　東京都中央区日本橋蛎殻町2-13-5　美濃友ビル3F
電話：03（3527）3669
ユサブルホームページ：http://yusabul.com/
印刷所　株式会社光邦

ISBN978-4-909249-18-0
定価はカバーに表示してあります。
落丁・乱丁はお手数ですが、当社までお問い合わせ下さい。

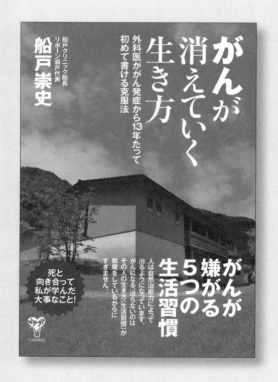